“中医治未病养生有道全图解”系列丛书

总 主 编：周运峰　杨建宇

主编单位：河南中医药大学

全国卫生产业企业管理协会治未病分会

中关村炎黄中医药科技创新联盟

中华中医药中和医派杨建宇京畿豫医工作室

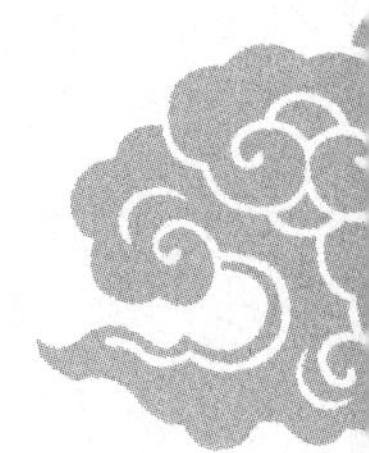

中医治未病养生有道全图解・脐疗

作者名单

主　编：	王光安	周运峰	杨建宇
副主编：	张　丽	张树峰	杨　明
编　者：	王晓燕	闫洁琳	庞　敏
	邸　丹	邓方阁	杨佳琦
	李奕祺	何渝煦	孙理军
	王汉明	幺丽春	石月萍

序

中国传统医药学是中国对世界人民的贡献之一，它不但庇佑中华民族的繁衍生息，而且对世界各国人民的健康也做出了巨大的贡献！今天，全世界的中医药人，携手共进，努力前行，就是要使中国医药学成为世界共享医学，为全人类的健康事业再度做出辉煌的贡献！这也许就是我们的中医梦，振兴中医、复兴中医之梦！也是中华民族乃至全世界人民的健康梦！

党中央、国务院十分重视人民群众健康水平的提高，对中医药学的发展给予了大力支持，在全社会开展健康提升大工程。值此，全国卫生产业企业管理协会治未病分会副会长、河南中医药大学周运峰教授提出：治未病分会应该有所作为！建议由其领导的重点学科与治未病分会的专家们一起，编写一套适用于中医治未病从业医生和养生服务人员的技术性参考书。同时，这套书要让大众看得懂、学得会、用得上，可以服务于大众，提高大众的健康水平。这个提议顺应时代要求，符合国家政策，又是百姓所需，得到了全国卫生产业企业管理协会治未病分会的称赞和积极响应。在治未病分会秘书处王春旺、蒋大为两位副秘书长的具体协调下，经过河南中医药大学有关专家和治未病分会的部分专家的不懈努力，终于完成“中医治未病养生有道全图解”系列丛书。本套丛书共7本，图文并茂，可供专业人士参阅借鉴，也适合大众阅读，既可以传播治未病养生知识，又可以为治未病养生学科规范建设和健康中国建设贡献力量！

本套丛书分艾灸卷、经穴妙用卷、刮痧卷、按摩卷、脐疗卷、敷贴卷、拔罐卷等，内容均为治未病养生之常用适宜技术。其中，有些表述及手法可能与目前常见的有所差异，但并不影响知识和技术的传播。毋庸置疑，本套丛书也一定不是治未病与养生技术的全部或大部，学海无涯，我们仍需不断学习和探索。

本套丛书是各位参编医学专家、养生专家不懈努力的结果，由于时间紧、任务重，以及专家们的学识与资料有限，书中可能会有疏漏和不妥之处，希望广大读者与专家多多批评指正！

老习惯！在每次讲课或有关文稿的最后，我都会用“中医万岁！”这一口号作为结束语。“中医万岁！”是我的恩师、国医大师孙光荣在21世纪初针对有人妄想让中医退出医学主流而针锋相对地提出的振奋人心的口号，其含义有二：其一，肯定了中医药经过几千年的发展，经历了无数临床实践，证明了中医药学的正确性！肯定了中医药几千年来在庇佑中华民族繁衍生息方面的巨大历史贡献！其二，振奋了中医药人的行业自信和理论自信，预示中医药一定会大发展、大繁荣，持续发展下去。而今天，我作为孙老中和医派之掌门人、学术传承人，有义务、有责任把“中医万岁！”之口号及其所包含的思想和概念传承下去，以鼓励和振奋中和医派乃至整个中医界之志士仁人。“中医万岁！”也衷心祝愿每位读者健康长寿！

杨建宇　明医中和斋主　京畿豫医
（全国卫生产业企业管理协会治未病分会会长
中华中医药《光明中医》杂志主编
《中国中医药现代远程教育》杂志主编）

目录

脐疗是中医药宝库中的瑰宝……1

脐是人体的先天之本……2

脐疗的源流与发展……4

脐疗的广泛应用……5

脐疗的治病原理及方法……8

脐疗的治疗机制……9

脐疗的功用和适应证……10

脐部的护理方法……12

脐疗的用药特点……13

脐疗的原则及注意事项……15

脐疗的用药剂型……16

敷脐法……20

灸脐法……22

熨脐法……24

按脐法……26

脐疗治疗常见病症……31

感冒……32

外感高热……34

支气管炎……35

咳嗽……36

哮喘……38

眩晕……40

中风……42

头痛……43

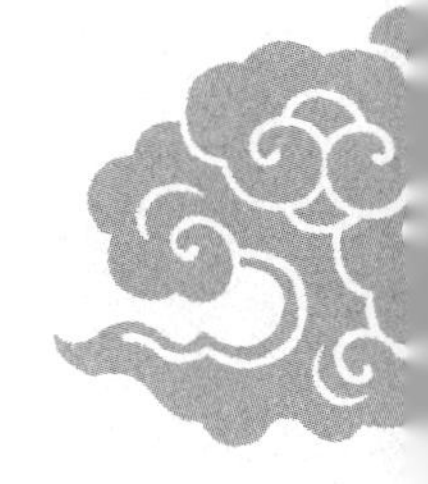

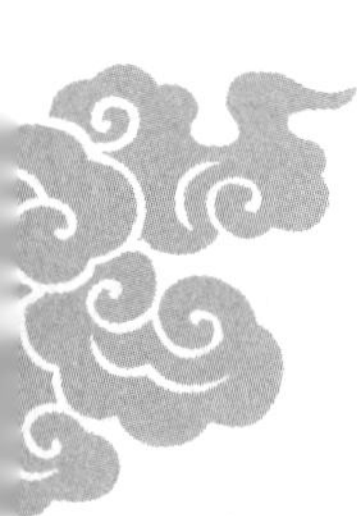

失眠……44
胃下垂……45
呃逆……46
呕吐……47
泄泻……48
腹痛……49
便秘……50
黄疸……52
痢疾……54
淋证……56
癃闭……57
尿血……58
小便不禁……59
遗精……60
阳痿……62
水肿……63
慢性前列腺炎……64
痛经……65
月经不调……66
闭经……68
崩漏……69
带下病……70
妊娠小便不通……72
阴挺下脱……73
妊娠水肿……74
小儿水痘……76
小儿百日咳……77
小儿感冒……78

小儿咳嗽……79
小儿哮喘……80
小儿厌食……81
小儿腹痛……83
小儿蛔虫病……84
小儿腹泻……86
小儿脐风……88
小儿鹅口疮……89
小儿遗尿……91
小儿疝气……93
荨麻疹……94
皮肤瘙痒症……95
过敏性紫癜……97
脱肛……98
口疮……99
牙痛……100
晕车、晕船……101
中暑……102
自汗、盗汗……103
家庭常用脐疗方……104
清热解毒方……105
祛风除湿方……107
理气止痛方……109
泻下方……111
活血化瘀方……113
化痰方……114
温里方……116
补肾方……118

敛肺涩肠方……120
安神、息风止痉、开窍方……122
常用脐疗古方……125
感冒脐疗古方……126
咳喘脐疗古方……128
呕恶脐疗古方……129
脘腹痛胀脐疗古方……131
急性胃肠炎脐疗古方……132
中风脐疗古方……133
经带病脐疗古方……133

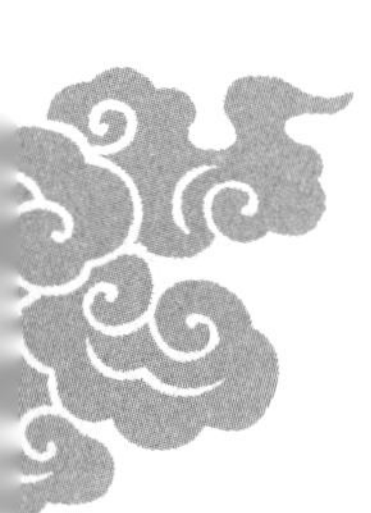

脐疗是中医药宝库中的瑰宝

脐是人体的先天之本

脐俗称肚脐眼，指胎儿出生后，与母体相连的脐带脱落后留下的瘢痕。人的脐在腹部，位于髂前上棘水平的腹部正中线上，直径为1.0～2.0厘米。它通常是一个小凹陷或是一个小突出。

可别小看这个瘢痕，胎儿在母腹中时，有嘴却不能进食，有鼻却不能呼吸，所有的营养物质和氧气只能靠胎盘从母体摄取，通过脐带输送到胎儿体内。胎儿出生后，脐带完成了营养物质传送带的使命，脱落留下肚脐。但肚脐仍然是我们身体的重要部位，它与十二经脉、五脏六腑、四肢百骸、皮毛骨肉等有着密切的生理、病理联系，因而历来被医家视为治病的重要腧穴。

我们常常觉得每个人的肚脐都是一样的，其实它是形态各异、千姿百态的，几乎很少有人是相同的。脐眼的大小、脐孔的深浅、脐位的高低、脐壁有无倾斜等都不相同。脐眼的大小一般来讲取决于胎儿时期与母体相连接的脐带的粗细，脐带越粗，一般脐眼越大，子体先天足，个体强壮。反之，脐眼越小，先天禀赋不足，个体羸弱。近年来，有一些国内外文献的报道称，从肚脐的形状可以看出一个人是否健康。

1.圆形

女性肚脐若为正圆形，表示身体健康，卵巢功能良好；男性则表示精力充沛，血压正常，五脏六腑都很健康。

2.向上形

脐眼向上延长，几乎成为一个顶端向上的三角形。具有这种肚脐的人，应多留意胃、胆囊、胰脏的健康状况。

3.向下形

脐眼向下延长，呈倒三角形，应注意预防胃下垂、便秘、慢性肠胃疾病及妇科等疾病。

4.海蛇形

因静脉扩张使肚脐的周围如海蛇缠绕一般。这种形状是肝硬化等肝脏疾病常见的征兆，要小心注意。

5.偏左

肚脐位置在腹正中线偏左，应预防肠胃功能不佳、便秘或大肠黏膜病变等。

6.偏右

肚脐位置在腹正中线偏右，应注意肝炎、十二指肠溃疡等疾病。

7.凸出

当腹部有大量积水或卵巢囊肿时，肚脐就会向外凸出。

8.深陷

肥胖或腹部发炎时，如粘连型结核性腹膜炎，肚脐会向内深陷。

9.浅小

肚脐又浅又小，具有这样肚脐的人，不论男女，身体都较为虚弱，他们的体内激素分泌不正常，经常会感到浑身无力，精神状况不佳。

肚脐和腹部的其他部位不同，它是腹部最薄的地方，皮下无肌肉和脂肪组织，但是血管非常丰富，且有丰富的神经支配，敏感度高，具有渗透性强、吸收力快等特点，但屏障功能较差，在人体又属于相对薄弱的地方。因此，日常要注意保护，不可受凉或用手抠等。

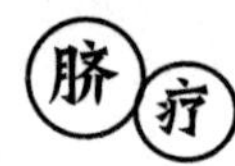

脐疗的源流与发展

脐疗是以中医理论为依据，在辨证论治的指导下，将药物做成适当剂型（如糊、散、膏、丸等）敷于脐部，或给脐部某些物理刺激（如拔罐、针刺、热敷、艾灸等）以行气活血、疏通经络、调和脏腑从而治疗疾病的一种方法。脐疗对消化、呼吸、泌尿、生殖、心血管等系统均有作用，不仅可广泛用于临床各科疾病的治疗，而且还具有养生保健和增强机体免疫力的作用。

脐疗是祖国医学的瑰宝，属于中医的外治范畴，起源于秦汉，发展于唐宋，成熟于明清，历代医家对其均有研究，中医文献中也有大量记载，并在民间广泛流传，时至今日已经有数千年的历史。

早在上古时期，古人在与自然做斗争中，用砭石放血；把树叶、兽皮、泥灰、唾液用以敷贴创伤；用树枝、干草等燃烧来取暖、御寒、祛病；用双手按揉推摸以治疾病……这些原始的方法就是敷贴、热熨、按摩疗法的萌芽。

春秋战国时期，在帛书《五十二病方》中，所记载的疗法有半数为外治法，如洗浴、浸渍、熏蒸、敷贴、砭刺、角灸、按摩等，其中包括肚脐填药、敷药、涂药及角灸法，开了脐疗之先河。

秦汉时期以后，唐代医家孙思邈用东壁土敷脐，用苍耳子烧灰敷脐，用杏仁捣如泥与猪髓搅和均匀后敷脐等；晚清吴尚先的《理瀹骈文》中记载有贴脐、填脐、涂脐、敷脐、灸脐等法，治疗病种遍及内、外、妇、儿等科，对后世脐疗的应用产生了深远的影响。

近代以来，脐疗愈来愈受到国内外学者的重视，无论在临床或理论研究方面，都有了新的认识和发展。穴位的无创伤、无疼痛疗法已经成为外治法的一大研究趋势，脐疗变得更有强大生命力和发展前景。

在所有的人体穴位中，神阙穴（肚脐）是结构最特殊的，并且定位最明确的。它的特殊性及与机体联系的广泛性是其他任何腧穴无法相比的。现代医学表明，脐是腹部最薄处，最有利于药物的渗透与吸收；脐刚好位于人体的黄金分割点，是调整机体机能的最佳作用点。

近现代，人们已经逐渐意识到用药安全这一问题。而经脐给药不经胃肠道吸收，可避免药物对肝脏的损害，减少不良反应，使用方便，因此，脐疗已被广泛应用于临床各科疾病。

脐疗的广泛应用

脐疗是在肚脐处用药物、针刺等刺激，以激发经气、疏通经络、促进血液运行，让气血通达全身，对人体各大系统均有良好的调整作用，并能增强机体免疫力，可广泛用于内科、外科、妇科、儿科、皮肤科、五官科等疾病的治疗、康复，以及对疾病的预防，目前已广泛应用于养生保健中。

一、预防疾病

脐疗常用辛散、温热药物敷贴脐部，它可快速改善内脏及其他组织的生理功能，具有补脾肾、提高免疫力的作用，从而提高人体抗病能力，起保健、防病效果。特别对体质较弱、失眠多梦、寒性胃痛、腹泻者有极好的改善作用。此外，人的心理状态，特别是情绪对身体健康有着巨大的影响，不良的情绪会影响人的寿命。而脐疗常用性温、芳香走窜的药物，能够行气活血、通调经络，可使人心平气和、血脉流通、保持良好的睡眠。

对于患有动脉硬化、高血压、脑血管疾病的患者，能够起到良好的辅助治疗作用。

二、瘦身、美容

临床研究表明，肥胖人群有一部分原因是饮食习惯不佳，嗜食肥甘厚味之品及睡眠品质不佳，另一部分原因则是内分泌失调。肥胖症是指摄取热量比消耗热量多，使体内脂肪组织异常增加。中医认为，肥胖症起因于水毒及血毒，又因水分代谢障碍，湿气滞留而成。所以，脐疗能使胃肠等脏器的功能活跃，从而加强对食物的消化、吸收和排泄，改善大、小肠的蠕动功能，调整水液代谢，达到塑身美体效果。身体健康，脸部气色荣润，自然就达到脸部美容的效果。同时，脐疗可加速皮肤的血液循环，促进细胞代谢，新细胞再生加强，淡化色斑，减少皱纹，使肤色红润，延缓衰老。

三、治疗疾病

脐通百脉，与脏腑、经络关系密切，通过脐部给药，可起到气血通畅、消肿利尿、化痰祛湿等作用。特别是在防治冠心病、高血压、高脂血症、糖尿病、慢性气管炎、哮喘、过敏性鼻炎、慢性肠炎、慢性肝炎和抗肿瘤等应用脐疗方面有显著的成效。

四、其他优势

脐疗能被广泛应用，主要是因为它还有其他治疗方式不可比拟的优点。

（1）脐部是人体毛细血管较为丰富的部位之一，被誉为人的“第二口腔”。脐疗中使用的药物不用通过胃肠道的消化吸收，不用经过肝脏这个过滤器，大大提高了药物的效能。特别适用于脾胃不好的人。

（2）脐疗属于外治方法，一般无毒、无不良反应，如果在治疗中出现不良反应，可以随时除去或更换药物，安全性比较高。

（3）脐疗操作简便，易懂、易学、易会，除急症外，一般3～7日换一次药，患者可以自疗。

（4）脐疗给药途径特殊，减少患者的痛苦，弥补了口服及注射给药等途径的缺点，适合用于那些打针怕痛、针灸怕针、吃药怕苦的患者，更适用于因昏迷不能服药的人。

（5）脐疗所用的药材都是普通中草药，来源方便且用量少，经济效佳，适合各种人群。

（6）脐疗所用药物按需加工处理后，可以储存备用，随用随取，相对便利。

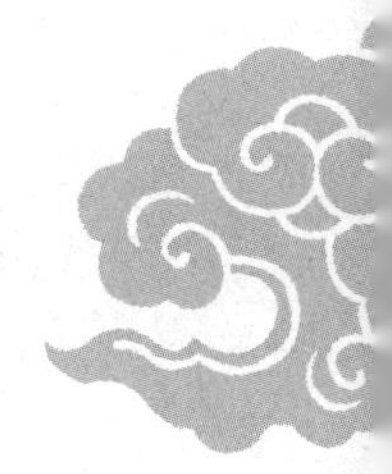

脐疗的治病原理及方法

脐疗的治疗机制

脐疗之所以可以治疗全身上百种疾病，并有预防疾病和保健养生的作用，在于脐与十二经脉相连，也与五脏六腑和全身相通，是经络的总枢纽，经气的汇集处。通过药物对神阙的刺激作用及其经过皮肤透入，经络传导，激发经脉之气，协调人体各脏腑之间的功能，疏通经络，促进脏腑气血行走，而达到治疗与预防疾病的目的。其作用机制有以下几方面。

一、脐疗的关键是经络腧穴

经络腧穴是人体组织结构的重要部分，经络能把体表的各种刺激传导到脏腑，把脏腑的病变反映到体表，既能联系脏腑，沟通内外，还是气血运行的通道。当通过脐部进行疾病治疗时，它既有穴位的刺激和调节作用，也有经络的传导作用，使治疗发挥功效，达到治疗疾病的目的。

二、脐疗可以直接渗透皮肤

脐部皮肤结构的特点最有利于药物的吸收，脐是腹部最后闭合处，表皮角质层最薄，屏障功能较差，渗透力强，药物较易通过脐部皮肤进入细胞间质，迅速弥散进入血液中，通过血液循环布散全身。同时，脐部皮肤除了有一般皮肤所拥有的微循环外，脐下腹膜还有丰富的静脉网，故药物经脐部皮肤吸收比较迅速。

三、脐疗药物和经络腧穴的综合调节作用

脐疗的方法有很多，主要包括敷脐法、灸脐法等，其可以发挥腧穴和药

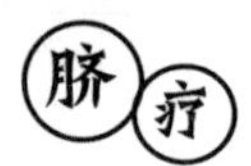

物两方面的作用。研究表明，芳香药物不仅有治疗作用，还能减弱皮肤角质层的阻碍，加快药物进入体内；加醋、药汁调贴可以有引经作用，使药物到达疾病所在的地方，增强疗效。

四、脐疗对免疫系统的增强作用

神阙是保健强壮常用穴，现代医学认为，神阙有抗炎、杀菌和增强机体免疫力的作用。古人以雄鼠粪填充脐部施灸，可延长寿命，其原因在于雄鼠粪填脐施灸作用于免疫系统，提高人体免疫功能，具有抗衰老和抗肿瘤的作用。同样，中药贴脐也可以提高机体免疫力。

据报道，脐疗提高机体免疫功能的机制在于借助药物刺激脐部的皮肤，通过神经反射作用，激发机体的调节功能，使机体某些抗体形成，免疫力提高，从而提高人体抗病防病机能。

脐疗的功用和适应证

脐疗的适应证非常广泛，它对呼吸、消化、泌尿、生殖、神经、循环等系统均有作用，并能增强机体的免疫力，可用于各种疾病的治疗及养生保健。脐疗的功用和适应证如下。

一、醒脑开窍

脐“虽至阴之地，而实元阳之宅”，人有阳气则生，无阳气则死。脐疗常用辛香走窜的药物敷贴，在药物的刺激下，具有开窍醒神之功效，因此，灸脐部对虚脱、晕厥、中风昏迷等急症有急救之功。

二、健脾和胃

脐疗可增强脾胃机能，使清阳得升、浊阴下降，以健脾止泻、和胃降逆。可提高人体免疫力，增强抗病防病能力。因此，脐疗可用于慢性胃炎、胃下垂、腹胀、肠梗阻、痢疾等疾病的治疗。

三、利水渗湿

脐疗能提高三焦的气化功能，通畅气机，疏通经络，具有渗利水湿、通利小便等功效，可治疗小便不利、腹水、水肿、黄疸等病。

四、活血行气

脐通百脉，温热药贴脐后，能够通经活络、行气止痛，达到“通则不痛”的目的。因此，脐疗可用于治疗气滞血瘀疾患，常用于治疗胁肋诸痛、痹证、手足麻木、月经不调、跌仆劳损、产后恶露等。

五、养生延年

脐乃先天之命蒂、后天之气舍。脐疗既能温肾壮阳又能补中益气，能使人体元气充足、精力旺盛，可增强人体抗病能力，具有防病、保健、延年益寿的功效。因此，脐疗可用于中老年人保健及虚劳疾病、不寐少眠、多梦烦躁等。

另外，脐疗还具有清热解毒、止咳平喘等功效，可治疗痤疮、结节性红斑、咳嗽、哮喘等疾病。

脐部的护理方法

肚脐是胎儿脐带脱落后的痕迹，是人体胚胎期器官的一部分。且脐部凹陷，比腹部其他地方的皮肤与腹部内联系更紧密，与人体健康息息相关，因此，我们要注意脐部的保护及清洁。如果日常生活中清洗方式不当，会对腹部内造成刺激，比如引起腹痛。

脐部是一个隐窝，容易藏污纳垢，且不易清洗。每日用温热的清水加中性沐浴液擦洗脐周及脐眼，以清除污垢，防止病菌滋生。如果脐部比较深，里面褶皱的地方容易存污垢，那就用棉签或其他较软的物品，涂点沐浴液或香皂，对脐部进行清洗。不要刻意翻肚脐来洗，也不宜用力搓揉，以免损伤皮肤产生不适。

另外，每晚临睡前，可将双手搓热，左手掌心置于肚脐上，右手掌心放于左手手背上，逆时针做小幅度的揉转，每次20～30圈，也可起到温养神阙的作用。

一、注意防“风”

肚脐的周围是肠道部位，容易受凉，应注意保护肚脐，不让脐部“着凉”，对健康是十分重要的。年轻女性，特别是经期，脐部受凉后使血管收缩，导致月经血流不畅，时间长了会引起痛经、经期延长、月经不调等。所以，天气较凉爽时或阴雨天气温较低时最好不要穿露脐装；电扇、空调的凉风不要对着脐部直吹；睡觉时应在腹部盖上被褥或使用护脐带等保暖用品。

二、防止脐部意外受损伤

肚脐是腹部皮肤最薄的地方，因而缺少保护，往往容易遭到意外损伤，如烫伤、擦伤、划伤等。因此，日常生活和工作中要小心防护。

三、脐周避免进行文身

爱美的女士们往往觉得穿露脐装还不够吸引眼球，喜欢在脐部贴饰品，甚至文身。如此一来，会造成一定的健康隐患。因为贴饰品会妨碍皮肤的排泄功能，可能引起湿疹、汗疹等皮肤病；文身的颜料往往含有一些对身体有害的化学成分，所以进行文身要慎重。

脐疗的用药特点

脐疗是外治疗法之一，其用药与内服药物不同，其特点如下。

一、选择气味芳香浓厚的药物

由于肚脐较小，能填塞的药物较少，如果用气味清淡者则见效慢、效能低，为了增加疗效，一般选用同类的气味厚重的药物。此外，用法上常常将药物研成细末，炒热，并趁热敷贴脐部，因为“炒香则气易透”，可以加强药物的渗透，见效更快。或配伍通经活络、拔毒去腐、开窍透骨的药物作为引子，不仅可以增强药物的渗透力，引导药物入里，还可以使皮肤角质层的屏障力度降低，加强药物的吸收。常用的药物有花椒、蓖麻子、轻粉、冰片、麝香、凤仙草等，如用附香膏治疗寒凝腹痛时，药膏中含有麝香、蟾酥等药，药性走窜，起效迅速。

二、寒热药物配伍

如果所用的药物过于寒凉，或脐疗时腹部受凉，易导致脏气损伤而不能正常运行，出现肠鸣泄泻、食欲不振等症状。所以使用寒凉药物时，应配温热性药物，或用热水袋等热敷脐部半个小时，不仅可以避免寒邪侵袭腹部，还可以使局部血管扩张，血流加快，促进药物渗透入里。

三、选用引经药

脐疗时，选用引经药，能使药物直达病所，使药见效更快，药力更持久。还可以将引经药制成引经液，与其他药物一起调成糊状、膏状或制成饼状等敷贴脐部。此类药可分为两种：一种是引药归经脉，如在治疗肺燥所致的咳喘方中加入桑白皮、桔梗、升麻、葱白、辛夷等能引药入肺经，在治疗肝气郁滞、胁肋胀痛时加入柴胡、香附可引药入肝；另一种是引药至病所，如姜黄能引药上行通达上肢，常作为上肢痹证的引经药，怀牛膝则性喜下行而通达下肢，常作为治疗下肢病症的引经药。

我们也常常选用温水、凡士林调药敷脐，因为药物中的有效成分若是能溶于水或脂肪，一般都能穿过皮肤治疗疾病。

四、使用提炼的药物

脐疗所用药物常与水、油、乙醇等一起煎成药汁、浸膏或提取芳香油等，可以提高药物的疗效，如益寿比天膏治疗咳喘时，是先将药物共研成细末，然后与香油一起浸泡后熬制成膏状。

脐疗的原则及注意事项

人体健康是机体阴阳平衡的结果，外邪侵袭机体，致使阴阳失去平衡而产生疾病，脐疗就是通过药物敷贴、艾灸等方法使阴阳恢复平衡，但在施治时，应该了解脐疗的原则和注意事项，以防造成伤害。

一、脐疗的原则

（1）脐疗前仔细询问患者病史，有皮肤过敏者，不宜采用刺激性较强的药物。

（2）脐疗验方中有一些有毒、峻烈的药物，如巴豆、甘遂等应在医生的指导下使用。

（3）久病体弱及有严重心脏病的患者，脐疗用药量不宜过大，敷药时间不宜过长，应在医生指导下用药。

（4）孕妇慎用脐疗，有堕胎风险或毒副作用的药物更应禁用，以免发生流产。

（5）脐疗施治前，也要辨证用药，方能提高疗效。

（6）脐疗时，不应长期连续用药。慢性病或预防保健宜间断用药，一般1～2日换药1次，需用药3次以上者，每两次用药之间要间歇3小时以上，每个疗程结束后可休息3～5日。

（7）治疗中出现不良反应，如疼痛、过敏反应、病情加重等，应立即停止治疗。

二、注意事项

（1）要特别注意保暖。治疗时不要在室外进行，不要让脐部对准风口。要保持室内温暖，适当覆盖衣被。尤其是腹泻、感冒、体质虚弱的患者，更要注意保暖。

（2）清洁消毒。治疗前，先洗去肚脐内的污垢，并用75%乙醇棉球对肚脐及其周围皮肤进行常规消毒，既有利于药物的更好吸收，还能防止药物刺激皮肤发生破损而导致感染。皮肤有破损者，最好不要使用脐疗法。

（3）如果在操作中需要局部加热，比如艾灸，要特别留意皮肤颜色的改变和表面温度的变化，避免温度过高造成烫伤。小儿皮肤娇嫩，在治疗过程中也很难长时间保持一个姿势，更容易烫伤，所以给小儿施灸时需要倍加小心。

（4）脐疗用于小儿时应妥善护理，避免用手搔抓或擦拭，以防敷药脱落。同时小儿肌肤娇嫩，不宜使用烈性药物，贴药时间也不宜过久。

（5）实施脐疗前，要详细了解病情及健康状况，对于皮肤过敏者、孕妇等要慎用药物脐疗；对于有疼痛症状的急重患者，在没有确诊之前不能用脐疗止痛，否则会掩盖病情，导致误诊。

（6）无论用何种剂型敷贴脐部，如散剂、膏剂等，固定时都要先用一层或几层消毒纱布覆盖脐部，再用胶布或药膏固定好，以防止药物脱落。

脐疗的用药剂型

脐疗根据不同疾病的需要，选用不同的剂型，常用散剂、膏剂、饼剂、丸剂及糊剂等。此外，还有丹剂，但现在已经较少使用。

一、散剂

【制作方法】将药物按需要进行炮制，然后混合，粉碎成末。如果用白开水、白酒或香油等辅料调拌时，可根据疾病及皮肤干湿度等将药物调成稀糊状、黏稠状等。

【特点】散剂覆盖面积较大，因而具有易于分散、利于吸收、奏效快的特点，在脐疗中很常用；制法简便，剂量可随症增减。但药物粉碎后表面积增大，故其气味、刺激性、吸湿性等也相应地增加，使部分药物易起变化，挥发性成分易散失。故一些腐蚀性强、易吸潮变质的药物，不宜配成散剂。

【用法】先用75%乙醇棉球对脐部及其周围皮肤进行擦洗消毒，再敷贴上药物，或先进行按摩、拔罐后再敷药。根据病情可以在药物外面进行熨敷，以增加药效。

【注意事项】

（1）散剂一般应干燥、疏松、混合均匀、色泽一致。

（2）如果脐部皮肤溃烂、出血等，不能直接用散剂敷贴。

（3）散剂储存时应该防潮、防霉、防虫等。

（4）凡是调拌后的药物只能使用一次，因此要按需调拌，避免用药浪费。

二、膏剂

【制作方法】用香油把药物浸泡一段时间，然后放入锅中加水或植物油等，用文火慢慢煎熬，待药料焦黄，过滤掉药渣，再放入一定量的红丹熬制，待油脂成膏状，软硬适度时，摊涂在一定规格的布、皮、软胶纸等上面即可使用。

【特点】膏剂可以维持较长时间的药效，质量好的膏剂甚至可以存放十多年。

【用法】如果将膏药烤化后加入一些丹药或散剂可以提高药效。如加入

镇痛丹药，止痛效果更好。

【注意事项】

（1）膏药熬制时要掌握火候，温度不能太高也不能太低，否则膏药会粘贴不牢，减弱药效。

（2）烘烤后的膏药待不烫皮肤时再贴于患处，避免烫伤脐部皮肤。

（3）如果贴过膏药的皮肤上红肿起水疱，尽量不要将水疱弄破，用消毒纱布敷在上面，让水疱自行消退。

（4）如果膏药中加入丹药，丹药量不可太多。

三、饼剂

【制作方法】将药物研磨成粉末或加水煎烂，加入辅料调拌成饼，然后放入蒸笼内蒸熟。

【特点】饼剂的药效较缓慢，对脐部的刺激弱，特别适宜老人、小儿及皮肤过敏者使用。

【用法】将饼剂加热后敷贴在脐部，然后用纱布、胶布等固定，隔日或隔2日换药1次。

【注意事项】

（1）药物不能久蒸，避免药效流失。

（2）贴药后，患者应少走动，防止药物脱落。

（3）脐部皮肤出血、溃烂不宜用。

四、丸剂

【制作方法】将药材细粉或药材提取物加适宜的黏合剂或其他辅料制

成球形或类球形制剂。丸剂分蜜丸、水丸、水蜜丸、糊丸、浓缩丸、蜡丸和微丸等。在做丸剂时，可以在丸内放一条线，留出一段线头，当丸放入脐部后，方便拉出来。

【特点】丸剂常用药效较峻猛、有毒或芳香的药物，有回阳救逆的功效，但在制作和治疗上有局限性。

【用法】将药丸直接敷贴脐中，用胶布固定。

【注意事项】

（1）丸剂药性峻猛，故忌内服。

（2）年老体弱、孕产妇等禁用。

五、糊剂

【制作方法】将药物研磨成细粉，加入醋、蛋清或香油等辅料调拌成糊状，或把新鲜药物洗净后捣烂成糊状。

【特点】糊剂可以使药物缓慢释放药性，延长药效，缓和药物的毒性，对热证疗效明显，具有清热解毒的功效。同时，糊剂对外伤性皮肤溃烂、疮疡肿毒等有润肤解毒、生肌收口的作用。常选用新鲜的草药，取材方便，制作简单。

【用法】将脐部消毒后敷贴上药物。

【注意事项】

（1）药物一定要研细或捣烂。

（2）对脐部皮肤有刺激性的药物不能过久敷贴。

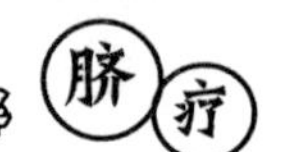

敷脐法

敷脐法是将配好的药物敷于患者的肚脐上，并盖上塑料薄膜或纱布，然后用胶布固定，以治疗疾病的一种方法。此法是脐疗最主要、最常用的方法。可分为以下几种方法。

一、填法

本法只能用于脐孔，将药膏或药粉填入脐内。填药量根据病症、年龄及药物而定，填药时间隔日或隔2日1次。多用散剂或丸剂、丹剂，如附子填脐法。

二、敷法

此法较为常用，将新鲜采摘或活体虫类药捣成泥状，敷贴脐部；或把干的药粉与水、蜂蜜、白酒或黄酒等一起调成膏状或糊状，敷贴脐部，用塑料薄膜盖好，并用纱布和胶布固定好。其敷贴范围可略大于穴区，每次敷药的时间宜根据具体疾病、所用药物而定，一般来说，在所敷药物干燥后换药较宜。

三、覆法

将药物捣成泥状，或研成细末后调成糊膏状，取较多药量覆盖在脐部，并固定，用药部位较大，且不局限于脐中。

四、涂法

涂法也称擦法，将药汁、药膏、药稀糊等涂擦脐部，也包括用毛笔或棉签浸湿后略蘸药粉涂敷于脐部，如软膏涂脐法。此法用药量少，适于小儿或对皮肤有一定刺激性药物的敷涂。

五、滴法

将药汁根据病情需要加温或放凉后，一滴滴慢慢滴入脐内，以达治疗目的，称为滴法，如冰水滴脐法。

六、熨法

将药物切粗或研成细末，炒热并用布包紧，趁热外熨脐部。也可用药物填纳于脐部后，外用热水袋给予加热。此法将药物作用和温热作用结合在一起通过脐部治疗和预防疾病，如平胃散熨脐法。

七、贴法

此法也较为常用，将药物制成膏药贴于脐部。贴法保持时间较长，可2～4日换贴1次。操作简便，可令患者自己进行，如暖脐膏贴脐法。

八、掺法

掺法是将药物研细，取少量掺在药膏（一般指硬膏药或膏药胶布）上，再外贴在脐部的方法。由于膏药或膏药胶布均系固定药方配制而成，通过掺加药物，有利于辨证施治，提高疗效。

敷脐法的注意事项如下：

（1）明确疾病，辨证施治，正确选用和配制敷脐药物。

（2）敷脐后如局部有皮疹痒痛，应暂停3～5日；如出现局部破溃，应停止敷脐，改用其他疗法；如用此法7～10日后仍无效，改用其他疗法。

（3）此法对有些病收效较慢，可配合药物内服、针灸、推拿等疗法同时治疗，以提高疗效。

灸脐法

灸脐法，是利用某些药物（如艾叶）燃烧时产生的温热，或利用某些材料直接与皮肤接触，从而刺激神阙穴或脐部周围穴位而治疗疾病的一种方法。灸脐法常用艾条，现代医学研究表明，艾灸脐部可以调整脏腑功能，促进机体新陈代谢，提高机体免疫力，增加白细胞、红细胞的数量，增强吞噬细胞的吞噬功能。艾灸还具有温肾固精、强筋健骨的功效。灸脐法对呼吸、消化、生殖等系统也有影响，如有增强肺通气功能的作用，还能调整子宫等脏腑机能，对内分泌系统也有一定的影响。灸脐法可分为以下几种。

一、悬起灸

点燃艾条一端，手持艾条，将点燃端置于脐部的上方，以脐部感觉温热但是又能忍受的热量为度。根据手法不同，又可分为温和灸、回旋灸和雀啄灸。

1.温和灸

将艾条的一端点燃，对准脐部，距离皮肤2～3厘米处进行施灸，使局部有温热感而无灼痛为宜，一般灸10～15分钟，至皮肤潮红为度。此法在临床上应用最广泛，有温通经脉、散寒祛邪的功效，多用于治疗慢性病症。

2.回旋灸

点燃艾条一端，对准脐部，与皮肤保持3～4厘米的高度，以脐部为中心，在3～5厘米直径的范围内，向左右方向移动或反复旋转施灸，每次15～30分钟。

3.雀啄灸

将艾条点燃端对准脐部，距离皮肤约3厘米高，像鸟啄食一样，一上一下、一起一落地施灸，如此反复15～20分钟。因此法热力较强，故应注意避免烫伤皮肤。此法多用于治疗急性病、昏厥及小儿疾患。

二、隔物灸

隔物灸是艾炷与脐部皮肤之间有药物相隔，即先把药物放在脐部，再放艾炷灸灼。此法能保护皮肤，避免灼伤，可加强治疗效果，减轻施灸时患者的疼痛感。常用隔姜灸脐法、隔盐灸脐法、隔附子饼灸脐法及温灸器灸等。

1.隔姜灸脐法

用鲜姜切成直径2～3厘米、厚0.2～0.3厘米的薄片，中间以针刺数孔，然后将姜片置于脐上，再将艾炷放在姜片上点燃施灸。当艾炷燃尽，再易炷施灸。灸完所规定的壮数，以使皮肤红润而不起疱为度。常用于寒邪所致的呕吐、腹痛、腹泻及风寒痹痛等。

2.隔盐灸脐法

用纯净的食盐填敷于脐部，或于盐上再置一薄姜片，上置大艾炷施灸。多用于治疗伤寒证或吐泻并作之症，中风脱证等。

3.隔附子饼灸脐法

将附子研成粉末，用白酒调和成膏状，做成直径约3厘米、厚约0.8厘米的附子饼，中间以针刺数孔，放在脐部，上面再放艾炷施灸，直到灸完所规定壮数为止。多用于治疗命门火衰而致的阳痿、早泄或疮疡久溃不敛等。

4.温灸器灸

温灸器是用金属特制的一种圆筒灸具，又称温筒灸。其筒底有尖有平，筒内套有小筒，小筒四周有孔。施灸时，将艾绒或加掺药物，装入温灸器的小筒，点燃后，将温灸器的盖子扣好，即可置于脐上进行熨灸，直到所灸部位的皮肤红润为度。此法有调和气血、温中散寒的作用。

三、蒸脐法

蒸脐法又称熏脐法、炼脐法、温脐法，是将药物研成细末，敷贴脐部，再用艾（或其他药剂）熏治。属于隔物灸范围，但一般隔物灸是药粉与艾炷两层，而蒸脐法为药粉、树皮、艾炷三层，选药多用于治疗虚证、泌尿生殖系统疾病和养生保健。

四、日光灸

日光灸是一种将艾绒平铺在脐部，并在日光下曝晒的方法。不仅有日光温热作用，还有艾的药物作用。此法常用于治疗虚寒腹痛、慢性虚弱疾病等。

灸脐法的注意事项如下：

（1）脐部皮肤有损伤、破溃者及孕妇禁用。

（2）饭后不宜灸脐。

（3）艾灸时艾条点燃端不能离脐部太近，避免烫伤皮肤。

熨脐法

熨脐法是人们常用的一种治疗方法，与灸法相似，但所用的方法和药物与之不同。此法是将药物或其他材料炒热，趁热熨脐上，或把特制熨引器放在脐上，借药物和热能的双重作用治病。如将姜和豆豉合捣成粉末，加热，趁热熨脐中，用于治疗因霍乱而造成的腹部绞痛不止；用葱汁和面粉一起调成面团，放脐内，外用纱布和胶带固定，两手搓热或用热水袋热熨脐，用于治疗小便不通；又如用皂角、半夏、麝香等药粉填脐，上面盖上生姜片，再放热水袋熨热脐部，也可治小便不通。

根据熨敷材料可分为以下几种方法：

1.药物熨敷

把药物加热后，趁热熨敷脐部，通过热量和药物的双重作用，使气血通畅，达到散寒止痛、祛风除湿的功效。所用的药物根据患者的病情来选择。可将药物制成药袋、药饼、药膏、药汁等。

2.灰土熨敷

把灶心土烫热，放在布袋中扎紧，熨敷脐部，有温中散寒的功效，主治腹痛。

3.葱热熨敷

葱白有发散风寒、发汗解表的功效。取鲜葱白500克，捣烂后放入锅中炒热，装入布袋，熨敷脐部。可以治疗小便不通、慢性膀胱炎、产后腰腿痛等疾病。

4.姜热熨敷

生姜性味辛温，有散寒发汗、化痰止咳、和胃止呕等多种功效。取生姜500克，洗净捣烂，挤出姜汁，然后把姜渣放入锅中炒热，用布袋包好，熨敷脐部，如果药物冷却了，可再放入锅中加些姜汁炒热，重新装入布袋熨敷 脐部。

5.盐热熨

用食盐250克，爆炒加热后，加入陈醋200毫升，边洒边炒，醋均匀地加入锅内后，再炒半分钟，然后马上装入布袋，将袋口扎紧，熨敷脐部。此法可用治妇女痛经，单纯盐熨可治疗胃痛、腹痛、吐泻等。

此外，还可以用铁末、醋、酒、水等物热熨。

熨脐法的注意事项如下：

（1）热熨时，尤其要防止局部烫伤。开始时，熨器热度过高，应采用起伏放置式熨烙，或者加厚垫布。

（2）治疗过程中，应注意防止患者出汗过多导致虚脱，如有不良反应，应立刻停止治疗。

（3）热熨后，患者可在室内散步，但暂时不得外出，要注意避风，防止着凉。

（4）凡高热、神昏、谵语、癫狂患者，以及孕产妇，均不可用本法。

（5）有出血性疾病，如血小板减少性紫癜、过敏性紫癜、月经过多、崩漏等，不宜用本法。

按脐法

按脐法是运用各种手法对脐部进行按摩，达到调节阴阳平衡、疏通气血经络、活血化瘀、调整脏腑等目的。现代科学研究和实验证明，按摩手法通过各种动作产生的力在机体可引起一系列反应。人体接受按摩刺激后，局部组织内微循环系统畅通，血流丰富，改善血液循环，加速内部代谢物的排出。它不受设备、器械等条件限制，患者也可以自我按摩，经济且方便。按脐法常用的手法有揉脐法、按脐法、摩脐法等。

一、揉法

把大鱼际、手指指腹或手掌根部按在脐部或其周围皮肤，轻轻地回旋按摩。

1.大鱼际揉法

大鱼际揉法是指以大鱼际为着力点揉脐部的方法。

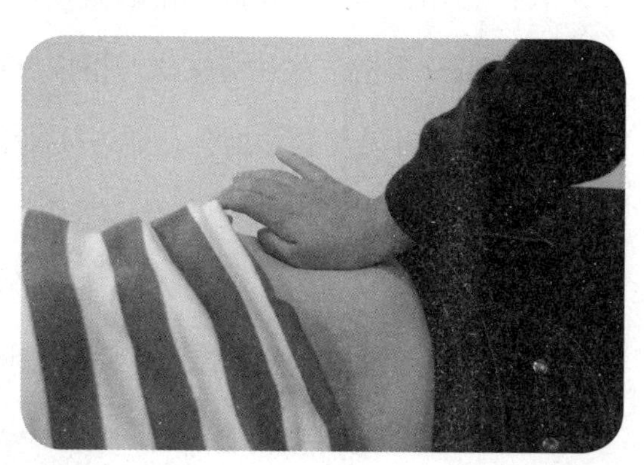

【手法】①用大鱼际着力，稍微用力下压，拇指微内收，指间关节微屈，手腕放松，以腕关节和前臂协调做摆动，来带动大鱼际在脐部上做环旋状揉动。②动作要灵活，力量要轻柔，不可太重。动作要有节律性，频率为每分钟120～160次。

【功用】疏通经络、活血化瘀、行气止痛、健脾和胃，用于治疗脘腹胀痛。

2.指揉法

指揉法指用拇指或中指的指腹，或用食指与中指的指腹，或用食指、中指与无名指的指腹为着力点揉动脐部的方法。可分为单指揉法、双指揉法和三指揉法。

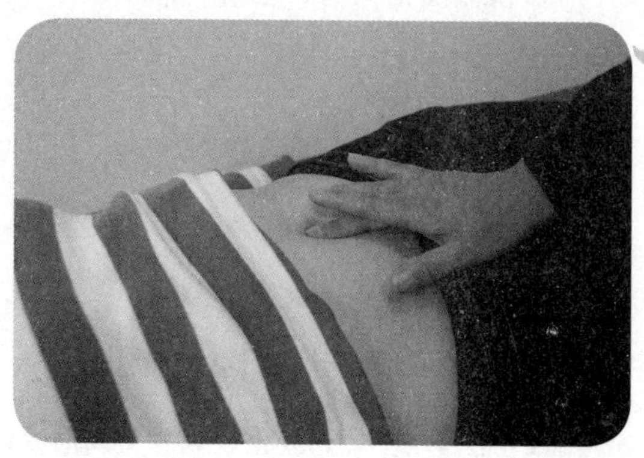

【手法】①将中指指腹部贴附脐部上，做小幅度的轻柔的环旋揉动。②操作时腕部放松，摆

动前臂，带动腕和掌指，揉动时需蓄力于指，固定在操作部位。

【功用】温经理气、散瘀止痛，本法适用范围较广，可治疗脘腹痛及软组织损伤等症。

二、按法

按法指用拇指、食指或中指的指腹垂直向下按压脐部或脐部周围皮肤的方法。其可分为指按法和掌按法。指按法可和其他手法结合，如果与压法结合则为按压法；若与揉法结合，则为按揉法。

1.指按法

指按法是用拇指指腹或以指端按压体表的一种手法。当单手指力不足时，可用另一手拇指重叠辅以按压。常与指揉法结合使用。

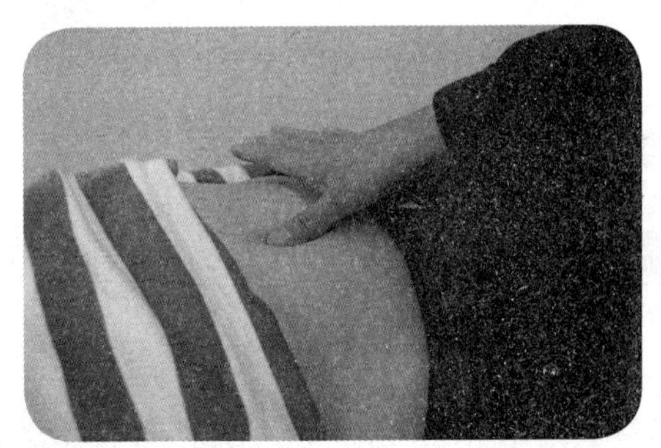

【手法】①将拇指指腹贴附脐部上，垂直向下按压。②不能移动，一按一放，用力要由轻到重，不能直接用重力按压，按压100～300次。用力要稳而持续，使刺激感觉充分达到机体深部组织。③指按法结束时，不宜突然放松，应递减按压的力量。

【功用】解痉止痛、温经散寒，用于治疗疼痛、癃闭等症。

2.掌按法

掌按法是用掌根或全掌着力按压体表的一种方法。其可分为单掌按压和双掌重叠按压。常与揉法相结合使用。

【手法】①双掌重叠，将手掌贴附脐部上，垂直向下按压，按压后要停

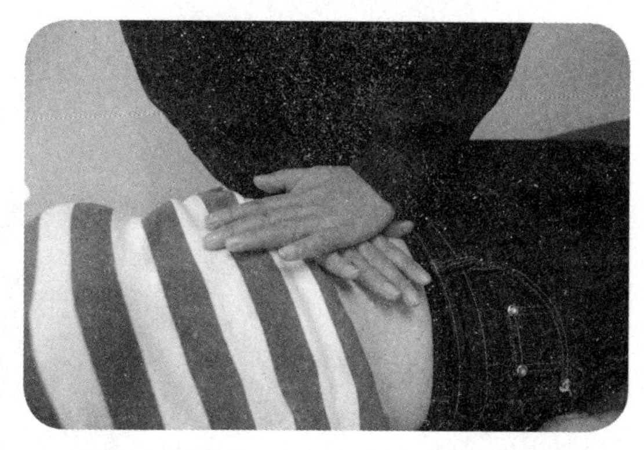

留一会儿，再重复按压。②为增加按压力量，在施术时可将双肘关节伸直，身体略前倾，借助部分体重向下按压。

【功用】舒筋活络、温中散寒、活血祛瘀，用于治疗脘腹疼痛。

三、摩法

摩法是把手掌掌面或食指、中指、无名指放在脐部或脐部周围，做环形而有节律的摩动。可分为指摩法和掌摩法。

1.指摩法

指摩法是以指面摩动的方法。

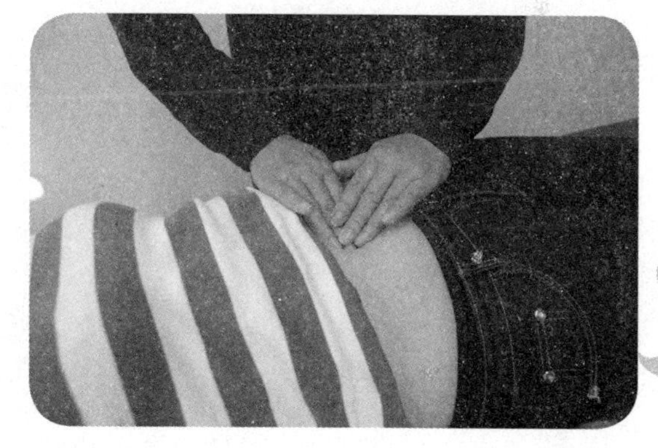

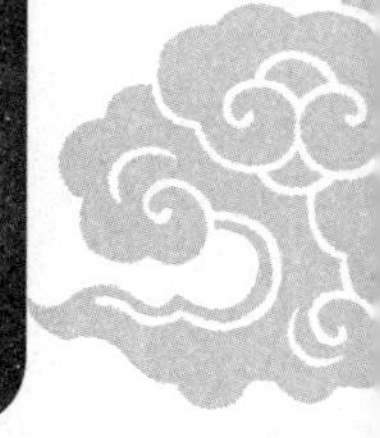

【手法】①腕关节微屈，掌指及诸指间关节自然伸直，以食指、中指、无名指指腹附着在脐部，用腕和前臂的协调运动带动手指指腹在脐部或脐部周围做顺时针方向或逆时针方向的环旋摩动。②指摩法宜稍轻快，每分钟摩动120次左右。

【功用】益气和中、调节肠胃、活血散瘀、消肿止痛，用于治疗胸脘胀满、脘腹疼痛、泄泻、便秘等症。

2.掌摩法

掌摩法是用掌面摩动的方法。

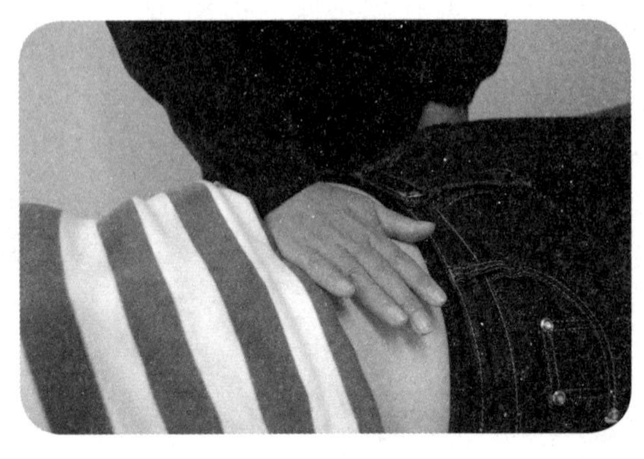

【手法】①腕关节微背伸，诸手指自然伸直，将全手掌平放于体表治疗部位上，以前臂和腕的协调运动，带动手掌在脐部或脐部周围做顺时针方向或逆时针方向的环旋摩动。②手法轻柔，用力均匀。掌摩宜稍重缓，每分钟摩动80～100次。

【功用】宽胸理气、健脾和胃、活血散瘀，用于治疗咳嗽、胸闷等症。

按脐法的注意事项如下：

（1）脐部皮肤有化脓性感染或有急性炎症（如肠炎、痢疾、阑尾炎等）时，不宜按揉，以免炎症扩散；腹部有肿瘤，也不宜按摩。

（2）按摩时，腹内出现温热感或产生肠鸣音、排气等，属于正常反应。

脐疗治疗常见病症

感冒

感冒是指感受外感风邪为主的四时不正之气或挟时疫之邪所引起的一种外感发热性疾病，即现代医学上的呼吸道感染性疾病。一年四季皆可发病，尤其以冬、春两季为多发。

◎ 致病因素

◆ 不良饮食习惯。如嗜食咸者会影响唾液分泌，减少抗病因子的分泌，病毒便乘机侵入上呼吸道黏膜而诱发感冒。

◆ 用药不当易感冒。解热镇痛药、抗生素、磺胺类药、抗结核药、驱虫药、抗肿瘤药等对人体免疫功能都有不同程度的不良反应，滥用这些药就会降低人体的抗病能力，使人容易感冒。

◆ 情志不畅。俗话说："愁一愁，白了少年头。"多愁善感、精神紧张容易使人体免疫功能降低，呼吸道防御功能减退，使感冒病毒有机可乘。

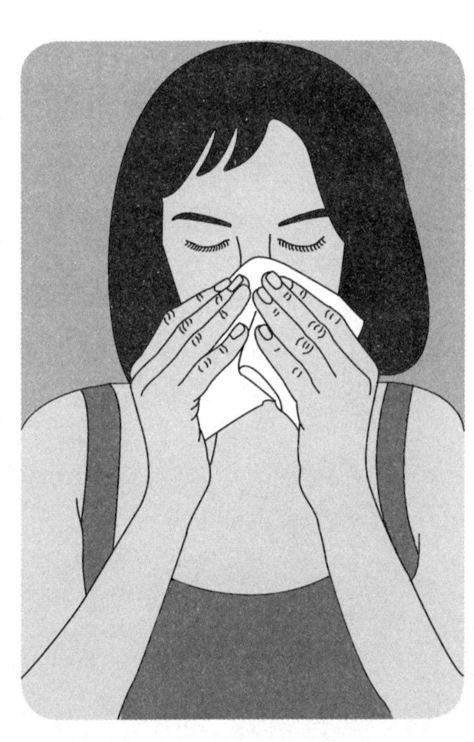

◆ 感受寒邪。比如有的人出汗后，就用冷水洗头或洗澡；有的人喜在树荫下、阳台上纳凉，甚至于露宿，感受风寒；有的人为贪图凉爽长期使用空调降温，加上室内外温差太大，人体一时不能适应，这些都是引起感冒的因素。

◎ 脐疗方法

【处方1】鲜地龙（蚯蚓）10条，白糖、面粉各适量。

【使用方法】把鲜地龙与白糖混合在一起，不久地龙会由于体液外渗而死，然后加入面粉一起调制成直径3厘米的膏药饼。

把药饼贴在肚脐眼上，每次贴4～6小时，每日2次，连贴2～3日。本疗法清热解毒，主治风热感冒。

【处方2】胡椒1克，葱白50克。

【使用方法】将胡椒研成细末，与葱白一起捣成膏状，敷贴脐部，用纱布和胶布固定好，用暖水袋热敷脐部即可。热敷的同时饮用一杯热姜汁，疗效更好，每日1次。此法发散风寒，主治风寒感冒。

【处方3】板蓝根、生石膏、连翘、薄荷、淡豆豉各15克，葱白、蜂蜜、鸡蛋清各适量。

【使用方法】将前5味药共研成细末，葱白捣烂。取适量药粉，与葱白、鸡蛋清、蜂蜜一起调成膏状，制成小药饼，把药饼烘热，趁热敷贴脐部，用纱布和胶布固定好，热敷的同时进食热粥助汗，每日1次。用于治疗风热感冒。

◎ 预防方法

◆ 保持良好的饮食习惯。多喝水，可以加快病邪的外出。荤素搭配，多吃富含钙、锌元素及维生素的蔬菜、水果。

◆ 在感冒流行时，减少出入公共场所的频率，封闭空间不宜久留。

◆ 保持良好的睡眠习惯，睡眠不足会导致人体免疫力下降。

◆ 餐后用淡盐水漱口，保持口腔清洁，尤其是在感冒流行的时期。

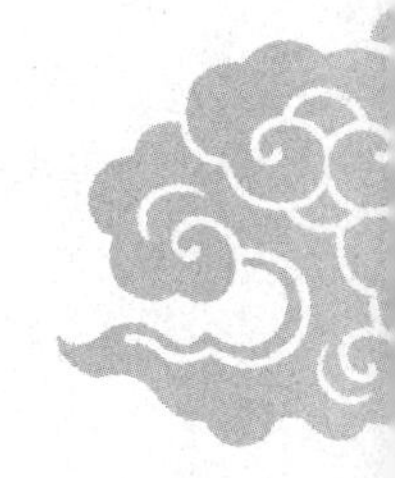

外感高热

外感高热是指感受时行疫毒引起的以高热不退、烦渴身热、便秘、尿黄为主要表现的疾病。

◎ 致病因素

◆ 机体免疫力低，引起多重感染而发热。

◆ 重度贫血，基础代谢率增高，引起产热量增加。

◎ 脐疗方法

【处方1】燕子窝泥30克，田螺（去壳）9个，青黛0.04克，鸡蛋清适量。

【使用方法】用鸡蛋清与前3味药物一起调成糊状，敷贴脐部，用纱布和胶布固定好，1～2小时后去药。用于治疗高热。

【处方2】黄连、牛黄各适量。

【使用方法】将上述药物研成细末，取适量药粉，与温水一起调成糊状，敷贴脐部，用纱布和胶布固定好。用于治疗各种急性感染性疾病引起的高热。

◎ 预防方法

◆ 注意及时增减衣服，预防上呼吸道感染。

◆ 居室空气要流通，千万不可关窗闭户不见风。

◆ 多喝水，保持小便通畅。

◆ 平日要加强体质锻炼，增强机体免疫力。

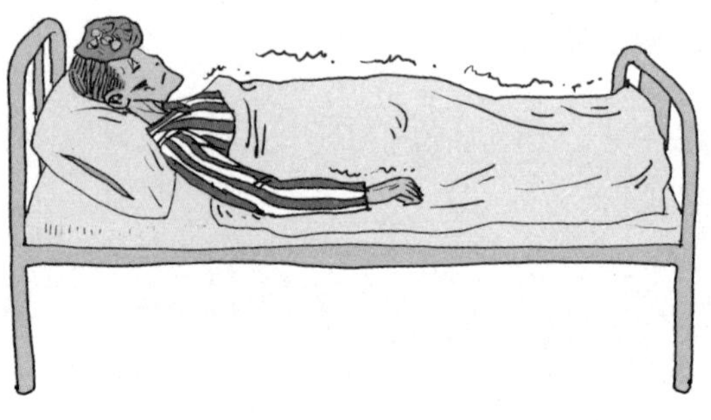

支气管炎

支气管炎是指气管、支气管黏膜及其周围组织的慢性非特异性炎症。以长期咳嗽、咳痰或伴有喘息及反复发作为特征。

◎ 致病因素

◆ 刺激性烟雾、粉尘、大气污染，如二氧化硫、二氧化氮、氯气、粉尘等。

◆ 病毒、细菌感染，以及患者有过敏史。

◆ 免疫能力差，呼吸道局部防御功能差，寒冷刺激等。

◎ 脐疗方法

【处方1】苍耳、苍术、细辛、白芥子各5克，公丁香、肉桂、半夏各3克，麻黄10克。

【使用方法】将上药共研成细末，取适量药物，敷贴脐部，用纱布和胶布固定好。隔48小时换药1次，10次为1个疗程，连用3个疗程，每个疗程期间可间隔10日。用于治疗慢性支气管炎，也可用于支气管哮喘。

【处方2】党参10克，白术7克，干姜5克，炙甘草3克。

【使用方法】将上药混合烘干，共研成细粉。取适量药粉，用温水调匀成糊状，将药膏敷贴脐部，用纱布和胶布固定好，3～7日换药1次。用于治疗支气管炎。

【处方3】朱砂8克，甘遂5克，轻粉1.5克。

【使用方法】将上药物共研成末，加入少量温水调成糊状，敷贴脐部，用纱布和胶布固定好，2日换药1次。用于治疗寒咳气喘。

◎ 预防方法

◆ 避免感冒可以有效地预防慢性支气管炎的发生。

◆ 饮食宜清淡，忌辛辣荤腥；应戒烟茶。

◆ 保持呼吸道通畅。

◆ 居室应注意通风或装置通风系统，以保持室内空气新鲜。

◆ 坚持锻炼，提高机体抗病能力。

咳嗽

咳嗽一年四季均可发生，尤以冬春季多见。它会给我们的生活带来许多不便，尤其是经久不愈的咳嗽，使人感到厌烦，还会影响工作、休息。

◎ 致病因素

◆ 感染。病毒或细菌性的感染可引起咳嗽。

◆ 食物或吸入物。由于食物或吸入物而引起咳嗽发作的现象在咳嗽患者中常可见到，食物如鱼类、虾蟹、蛋类、牛奶等，或吸入物如尘螨、花粉、真菌、动物毛屑等常会使人过敏，产生咳嗽。婴幼儿尤其容易对食物过敏，但随年龄的增长而逐渐减少过敏发生。

◆ 气候改变。当气温、气压等改变时可诱发咳嗽，故在寒冷季节较多发病。

◆ 运动。有70%～80%的咳嗽患者是在剧烈运动后诱发咳嗽，有些患者运动后虽无典型的哮喘表现，但运动前后的肺功能测定能发现有支气管痉挛。

◎ 脐疗方法

【处方1】麻黄10克，杏仁9克，生石膏15克，甘草6克。

【使用方法】将上药研成细末，取3克药粉，与温水一起调成糊状，敷贴脐部，用纱布和胶布固定好，每日1次。用于治疗风热咳嗽。

【处方2】罂粟壳15克。

【使用方法】将罂粟壳研成细末，每次取3克药粉，填入脐内，并用纱布和胶布固定好，每日1次。可用于治疗久咳不止。

【处方3】制半夏10克，白果仁9克，杏仁6克，细辛6克，姜汁适量。

【使用方法】将上药研成细末，取适量药粉与姜汁一起调成糊状，敷贴脐部，用纱布和胶布固定好，每日1次。用于治疗风寒咳嗽。

【处方4】苍术、半夏、莱菔子各10克，陈皮6克，皂荚2克。

【使用方法】将上药烘干研为细末。用时取6克药粉直接敷在脐部，或用白酒调和诸药成糊状，敷贴于脐部，用纱布和胶布固定好，每日1次。同时用热水袋热敷15～30分钟。

另可取适量药粉与姜汁一起调成糊状，敷贴脐部，并用纱布和胶布固定好，每日1次。用于治疗风寒咳嗽。

【处方5】半夏、茯苓、紫苏、防风各10克，陈皮7.5克，甘草5克，白芥子2.5克，杏仁5克。

【使用方法】将上述中药研为细末。每次取适量药粉用干纱布包好，用温水略打湿，消毒脐部后敷贴上，外以胶布固定，每日1次，治愈为止。用于治疗风寒咳嗽。

◎ 预防方法

- 多进行户外活动，气候变化时及时增减衣服，防止过冷或过热。
- 经常开窗使新鲜空气流通。
- 及时预防感冒，减少传染病发生。
- 注意饮食调节，禁食辣椒、胡椒、生姜等辛辣之物。

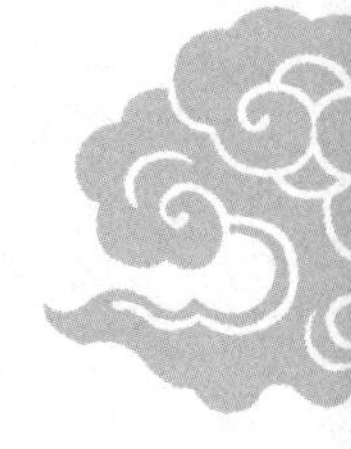

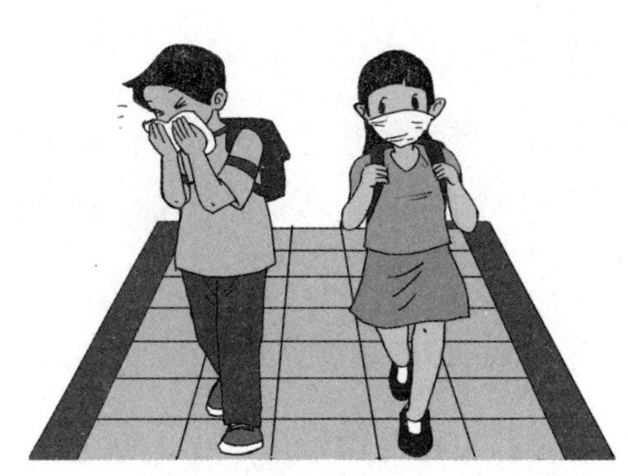

哮喘

哮喘是世界上公认的医学难题，被世界卫生组织列为疾病中四大顽症之一。在我国至少有2000万以上哮喘患者，但只有不足5%的哮喘患者接受过规范化的治疗。故控制哮喘的关键是积极鼓励患者寻求正规的治疗方案。

◎ 致病因素

◆ 致敏原。常见的致敏原如空气中的尘埃、花粉、动物毛发、衣物纤维等；刺激物如香烟、喷雾；食物如虾、蟹、乳酪、牛奶等。

◆ 感染。上呼吸道感染、支气管炎都是诱发哮喘的常见因素，这些疾病大多数是由病毒所引起的。病毒损害患者的呼吸道黏膜，令患者对外来的刺激更加敏感。

◆ 空气污染。空气中有许多不同种类的污染物，这无疑对哮喘患者的病情有不良的影响。

◆ 运动。剧烈运动有时也会诱发哮喘。剧烈运动时大量空气在相对短的时间内经过气道；同时，张口呼吸使吸入的空气未经鼻腔润和温化就直接进入下呼吸道，从而导致支气管黏膜温度降低、气道水分大量丢失而引起呼吸道上皮表面液体的渗透压升高，渗透压的增高和气道温度降低等物理刺激可诱发支气管平滑肌痉挛，从而引起病发。

另外，气候转变、药物过敏、情绪激动等也能引起哮喘。

◎ 脐疗方法

【处方1】吴茱萸1.5克，胡椒7个，五倍子3克。

【使用方法】将上药共研成细末，用白酒调成膏状，并制成药饼，敷贴脐部，用纱布和胶布固定好。用于治疗小儿喘急、虚脱。

【处方2】拔火罐。

【使用方法】在脐部拔火罐，每次10～30分钟，以脐部轻度充血为度，1～3日1次。

【处方3】麻黄、生石膏各15克，白芥子、甘遂、杏仁、明矾各15克。

【使用方法】将上药共研成细末，取适量药粉，用食醋调成稠糊状，软硬适度，并捏成桂圆大小的药丸，取1个药丸，填入肚脐中，压紧，用纱布和胶布固定好，4小时后可揭去药丸，每日1次，1周为1个疗程。用于治疗突然性哮喘。

◎ 预防方法

◆ 哮喘患者应保持室内通风换气，经常晒被褥，换洗床单。

◆ 哮喘患者要合理饮食，应吃清淡、易消化的食物。发作期尽量不吃辛辣及海鲜等食品，特别是对已知可引发哮喘的食物禁止食用。

◆ 哮喘患者应保持良好的精神状态，避免情绪紧张。

◆ 哮喘患者应正确用药，在家中要学会预防用药，尤其是一些气雾剂的正确吸入方法，按时、规律用药。

眩晕

眩是指视物昏花或眼前发黑，晕是指自感身体或外界景物旋转摆动，站立不稳。二者常同时发生，故统称为眩晕。

◎ 致病因素

◆ 高血脂、高血压、动脉硬化、心脏病、颈椎病等疾病引起脑供血、供氧不足，导致眩晕。

◆ 运动不足，有些人平时缺乏锻炼，如果突然剧烈运动，可出现头晕。运动时间过长、过于剧烈，血糖浓度低，氧气供应不足也易产生眩晕。

◆ 内耳疾病，如耳源性眩晕，常见者有梅尼埃病、迷路炎、前庭神经炎等。

◆ 某些药物服药期的不良反应。

◎ 脐疗方法

【处方1】吴茱萸（猪胆汁拌制）100克，龙胆草50克，土硫黄20克，朱砂15克，明矾30克，小蓟根汁适量。

【使用方法】将前五味药研成细末，过筛，与小蓟根汁一起调拌成糊状。取适量药糊，敷贴脐部，用纱布和胶布固定好。2日1次，1个月为1个疗程。用于治疗肝阳上亢所引起的头晕眼花、呕吐、烦躁易怒。

【处方2】白芥子30克，胆南星15克，白矾15克，川芎10克，郁金香10克，生姜汁适量。

【使用方法】将前5味药研成细末，取15克药粉，用生姜汁调成膏状，然后把药膏敷贴脐部，用纱布和胶布固定好。每日1次，15日为1个疗程。连续用1～2个月。用于治疗头重眩晕、胸闷恶心、呕吐、昏倒。

【处方3】盐酸地芬尼多片（眩晕停）10片，全虫2条。

【使用方法】将上药研成细末，取0.3克药粉，填入肚脐，用纱布和胶布固定好，每日1次。用于治疗各种眩晕。

【处方4】吴茱萸、川芎、白芷各30克。

【使用方法】将上药共研细末，装瓶密封，备用。临用时，取药粉适量，用脱脂棉裹如小球状，填入患者脐孔中，稍压牢固，外用胶布贴紧，每日1次，一般连贴2～10次。

◎ 预防方法

◆ 少吃高脂、高盐、高糖的食物，应戒烟少酒。

◆ 保持良好的心态与愉悦乐观的心情是预防眩晕的关键步骤。平时的工作与生活中不要过于忧虑，不要给自己过度的心理压力，多参加一些娱乐活动。

◆ 保证充足的睡眠和休息。

◆ 常去室外比较幽静的地方散步，多呼吸新鲜空气。少去人多拥挤及空气污染重、不流通的地方。

中风

中风，现代医学称为脑血管意外。本病发病急骤，变化迅速，如风之卒中使然，故名中风。且病势凶险，后遗症又比较多，治疗颇难。

◎ 致病因素

◆ 动脉的损害。如高血压、糖尿病、动脉瘤、动静脉畸形、先天性动静脉畸形等。

◆ 肥胖。肥胖者常伴有糖尿病、高血压、冠心病等疾病，这些都是中风的危险因素。

◆ 过量吸烟、大量饮酒及药物滥用。

◆ 过度劳累，超负荷运动等。

◎ 脐疗方法

【处方1】天南星、黄芪各12克，雄黄6克，胡椒3克。

【使用方法】将上药共研成细末，用时取药粉适量，用温水调成膏状，纳入脐内，用纱布和胶布固定好，每日1次。主治中风所致半身不遂、口闭、神志不清。

【处方2】银朱10克，枯矾12克，降香3克，艾绒60克。

【使用方法】将前3味药共研成细末，与艾绒混匀，用皮纸制成艾条。早、晚熏灸脐部。用于治疗中风所致半身不遂。

◎ 预防方法

◆ 控制血压是预防中风的重点。要保持情绪平稳，少做或不做易引起情绪激动的事，以保持血压稳定。

◆ 饮食需清淡，多吃新鲜蔬菜和水果，少吃高脂肪食物，戒烟酒，适量活动。

◆ 关注气温的变化，注意保暖。

头痛

头痛即头部疼痛，包括头的前部、后部、偏侧部疼痛和整个头部疼痛，在临床上极为常见。

◎ 致病因素

◆ 工作或生活压力过大，精神紧张、焦虑，过度疲劳。

◆ 由疾病引起的，如脑血栓、颈椎病、三叉神经痛等。

◆ 头部受敲击、撞击等外伤。

◆ 环境因素，如有刺激性气味、空气污浊等。

◎ 脐疗方法

【处方1】白芷、川芎各0.5克，生石膏1克。

【使用方法】将上药共研成细末，取适量药粉填入脐内，用伤湿止痛膏固定好，每日1次。用于治疗偏头痛。

【处方2】白芥子30克。

【使用方法】将上药研成细末，用时取药粉5克与温水一起调成稠糊状，取适量药膏敷贴脐部，用纱布和胶布固定好，同时用热水袋热敷，直到大汗出，每日1次。用于治疗伤寒初觉头痛。

【处方3】胡椒、葱白、白草霜各适量。

【使用方法】将上药共捣成稠糊状，取适量药膏敷贴脐部，用纱布和胶布固定好，直至出汗，每日1次。用于治疗风寒头痛。

◎ 预防方法

◆ 有规律地生活和工作。饮食结构合理，戒除抽烟、酗酒等不良嗜好。睡眠充足，早睡早起，不要睡懒觉。

◆ 避免长时间伏案工作，每隔2小时站起来活动片刻，舒展筋骨。

◆ 劳累时躺下休息片刻或洗温水浴。

◆ 遇到烦恼时，学会自我放松。

◆ 不要食用生冷食物，以免对身体产生刺激而引发头痛。

失眠

良好的睡眠是身心健康的主要标志，而失眠是最常见的睡眠障碍。失眠指无法入睡或无法保持睡眠状态，导致睡眠不足。

◎ 致病因素

◆ 乘坐车、船、飞机或出门旅游引起睡眠环境的变化。

◆ 生活、工作与学习的压力，未遂的意愿等引起焦虑、烦躁不安或情绪低落、心情不愉快等导致失眠。

◆ 睡前饮用咖啡，或长期服用安眠药易引起失眠。

◎ 脐疗方法

【处方1】丹参、远志、石菖蒲、硫黄各20克。

【使用方法】将上药共研成细末，取适量药物与白酒一起调成膏状，纳入脐内，再填上棉花至与脐部平齐，用纱布和胶布固定好，每晚换药1次。

【处方2】黄连、肉桂、蜂蜜各适量。

【使用方法】将黄连、肉桂共研成细末，取适量药粉，与蜂蜜一起调成膏状，填在肚脐内，用纱布和胶布固定好，每日1次。

【处方3】珍珠层粉、硫黄、丹参各等份。

【使用方法】将上药共研成细末，备用，每次取0.25克药粉，填入脐内，用纱布和胶布固定好，每5～7日换药1次。

◎ 预防方法

◆ 尽量不熬夜，白天的睡眠时间严格控制在1小时以内，下午3时后尽量不要睡觉。

◆ 保持室内安静，对提高睡眠质量是非常有益的。

◆ 适当运动，尤其下午锻炼有助于夜间睡眠。

◆ 饮食要合理。如吃少量的晚餐，睡前2小时不要喝太多的水。

胃下垂

胃下垂是指站立时，胃的下缘达盆腔，胃小弯弧线最低点降至髂嵴连线以下。轻度胃下垂多无症状，中度以上者常出现胃肠动力差、消化不良的症状。

◎ 致病因素

◆ 先天性因素，多见于一种特殊体质的人身上，即体形比较瘦弱，胸廓狭长，骨骼细弱，皮肤苍白，皮下脂肪缺乏，肌肉发育不良，往往有移动性的第十肋骨。

◆ 妇女生了几个孩子之后，腹壁松弛，腹压降低，容易引起胃下垂或其他内脏下垂，以及多次做过腹部手术者。

◆ 肥胖的人患消耗性疾病时，突然消瘦下来也易患胃下垂。

◎ 脐疗方法

【处方1】艾条1支，生姜1片。

【使用方法】将生姜片扎几个孔，敷贴脐部，然后用艾条悬起灸之，每日1次，每次30分钟，最好在上午9时左右灸之。

【处方2】蓖麻仁10克，五倍子5克。

【使用方法】将上药一起捣烂成泥状，敷贴脐部，用纱布和胶布固定好，每日早、中、晚用热水袋热敷脐部，4日换药1次。用于治疗胃下垂。孕妇和吐血者忌用该法。

◎ 预防方法

◆ 饮食方面，应少食多餐、细嚼慢咽、多吃细软食物，少吃辛辣刺激性食物。

◆ 防止便秘，如清晨喝杯淡盐水或睡前喝杯蜂蜜水，以缓解和消除便秘。

◆ 积极参加体育锻炼，但餐后不宜立即运动，应保证餐后有30～60分钟的休息。

◆ 保持乐观情绪，勿暴怒，勿郁闷。

呃逆

呃逆是指胃气上逆动膈，气逆上冲，喉间频频作声，声音急而短促，致使患者不能自制的一种病。

◎ 致病因素

◆ 饮食习惯不良，吃饭吃得太快或过食生冷。

◆ 吞咽动作过多，如口涎过多或过少。

◆ 胆结石、肝病、阑尾炎等病也会引起呃逆。

◆ 药物不良反应，如服用阿司匹林。

◎ 脐疗方法

【处方1】芒硝、胡椒、朱砂各适量。

【使用方法】将上药共研细末，用时取药粉适量填于脐内，用纱布和胶布固定好，每日1次。用于治疗呃声低沉无力，面色苍白，手足不温，头面出冷汗，疲倦等。

【处方2】丁香、柿蒂、韭菜子、枳壳各等量。

【使用方法】上药共研细末，取药粉10克，以食醋调和成糊状，涂敷脐部，上盖纱布，用胶带固定，每日1次，病愈即止。

【处方3】丁香、附子、干姜、木香、羌活、茴香各适量，食盐250克。

【使用方法】除食盐外，将上药共研成细末。取30克药粉撒在胶布中间，敷贴脐部，用薄布盖上，再将食盐炒热，用布包成热熨袋，热熨脐部，每日1～2次。用于治疗寒呃，见呃声沉缓、面色苍白、四肢冰凉等。

◎ 预防方法

◆ 注意每顿饭不要吃得过饱，不食寒冷食物，忌食辛辣及产气过多的食物。

◆ 积极消除紧张情绪及不良刺激。

◎ 致病因素

◆ 疾病因素，如胃肠炎、晕动病等。

◆ 食物中毒。毒物对胃肠道局部刺激及毒物作用于消化系统而导致呕吐，常伴有腹泻。

◎ 脐疗方法

【处方1】大黄、丁香、甘草各等份。

【使用方法】将上药共研成细末，过筛，取适量药粉填入脐内，用纱布和胶布固定好，每日1次。用于治疗胃热呕吐，见泛吐酸水、口臭、吃饭时频繁呕吐等。

【处方2】生姜12克，半夏10克。

【使用方法】将上药捣烂成泥，然后炒热，取适量药泥敷贴脐部，用纱布和胶布固定好，每日1次。用于治疗痰饮导致的呕吐，见脘闷、眩晕心悸、无食欲、身体困重等。

【处方3】吴茱萸20克，葱20克，姜12克，盐20克。

【使用方法】把吴茱萸与盐共研成细末，再与葱、姜一起捣烂成膏状，取适量药膏敷贴脐部，用纱布和胶布固定好，每日1次。另可将药泥制成直径3～5厘米、厚0.3厘米的药饼，放在脐部，其上放艾炷灸之，每日3～5壮，每日1次。

◎ 预防方法

◆ 不吃生冷刺激食物，注意腹部保暖，不吃不洁净的食物等。

◆ 如果想要呕吐，可以吃一些消食化滞的食物，如用山楂、乌梅汤等。

呕吐

呕吐是指胃内容物或一部分小肠内容物通过食管逆流出口腔的一种复杂的反射动作。呕吐可将有害物质从胃排出，从而起保护作用，但持久而剧烈的呕吐可引起水电解质紊乱。

泄泻

泄泻是指排便次数增多，粪便稀薄，或泻出如水样便，可因多种疾病引起。

◎ 致病因素

◆ 食物中毒。人们食用腐败变质的食物而出现恶心、呕吐、腹泻。

◆ 冷食刺激，如喝冰镇啤酒，导致胃肠痉挛、胃肠功能紊乱，引起腹泻。

◆ 情绪不佳、紧张或受惊吓，也会引起腹泻。

◎ 脐疗方法

【处方1】胡椒9克，麝香暖脐膏1张。

【使用方法】将胡椒研成细末，取适量胡椒粉填满肚脐，再贴上麝香暖脐膏，2日换药1次。用于治疗大便溏稀，见腹痛腹胀、畏寒身冷等。孕妇禁用。

【处方2】黄连3克，香附15克，良姜15克。

【使用方法】将上药共研成细末，取适量药粉填于脐内，用纱布和胶布固定好，每日1次。用于治疗大便溏稀，见畏寒、腹痛等。

【处方3】车前子9克，滑石粉6克，甘草3克。

【使用方法】将上药共研成细末，取适量药粉填满肚脐，用胶布和纱布固定好，每日1次，一般用2～3次。用于治疗湿热泄泻，见大便泻下如注、腹部灼痛、大便色黄且臭、肛门灼热等。

◎ 预防方法

◆ 不要同时大量进食凉拌菜、冰镇的水果，以及没有充分加热的冷饭菜等，以避免腹泻。

◆ 注意腹部保暖，不要将空调、电扇的风直接吹向人体。

◆ 注意卫生，饭前便后都要洗手。

腹痛是脐腹疼痛、小腹疼痛、少腹疼痛的统称，病变部位较广。

◎ 致病因素

◆ 疾病因素，如胃及十二指肠溃疡、阑尾炎、肠炎、胆石症、胰腺炎等疾病。

◆ 大量进食高蛋白、高脂肪、高热量的食物，加重胃肠负担。

◆ 情绪抑郁、紧张，性格内向，以致全身气机不畅，郁结日久，影响气血运行引起腹痛。

◎ 脐疗方法

【处方1】川椒、乌梅各30克。

【使用方法】将上药一起炒热，装入布袋中，口扎紧，热敷脐部。用于虫积腹痛，见腹痛时作时止、食量大但面黄肌瘦、大便泄泻或秘结等。

【处方2】吴茱萸、小茴香各等份。

【使用方法】将上药共研成细末，取适量药粉，用加热后的白酒调成稠糊状，敷贴脐部，用纱布和胶布固定好，每日1次，痛止则停。用于治疗虚寒腹痛，见四肢不温、大便溏稀等。

【处方3】野菊花（含茎、叶）适量。

【使用方法】将上药捣烂制成饼状，敷贴脐部，用纱布和胶布固定好，每日1次。用于治疗热性腹痛。

◎ 预防方法

◆ 注意气候变化，及时增减衣物，避免感受外邪。

◆ 避免餐后剧烈活动或玩耍中进食，一般在饭后1小时再进行运动为好。

◆ 不吃过期变质食品，从冰箱取出的饭菜要加热再吃。

◆ 精神放松，保持乐观的生活态度，注意休息。

便秘

便秘是临床上的常见症状，见排便次数明显减少，每2～3日或更长时间排便一次，无规律，粪质干硬。尤以中老年为多。

◎ 致病因素

◆ 因工作繁忙或初到他乡等，改变了排便的规律，导致大便未及时排出。

◆ 大量出汗、呕吐、腹泻及发热等均可使肠道水分损失，引起粪便干结。

◆ 药物影响，如服用碳酸钙、氢氧化铝、阿托品、溴丙胺太林等。

◆ 精神上受到强烈刺激、惊恐、情绪紧张、忧愁焦虑或注意力高度集中等使便意消失，形成便秘。

◎ 脐疗方法

【处方1】当归30克，大黄15克，芒硝、甘草各10克。

【使用方法】将上药研成细末，取适量药粉填于脐内，用胶布和纱布固定好，每日1次。用于治疗大便燥结，见头晕目眩、面色苍白等。

【处方2】大戟5克，大枣肉5～10个。

【使用方法】将大戟研成细末，与大枣肉一起捣烂成膏状，取适量药膏，敷贴脐部，用纱布和胶布固定好，每日1次。用于治疗各种便秘。

【处方3】生甘遂3克，冰片1克。

【使用方法】将上药共研成细末，取适量药粉放入脐内，上面用枣核大小艾炷灸之，每次灸5～7壮，灸后用纱布和胶布固定好药粉，每日1次。用于治疗热秘，见大便干结、口干口臭、小便短赤等。

【处方4】槟榔、枳实各10克，沉香、大黄各5克，葱白适量。

【使用方法】先将前4味药研为细末备用。用时取3克药粉与葱白共捣如膏，取适量药膏填于肚脐，外用纱布和胶布固定，然后用热水袋热敷。每日1次。

【处方5】枳实30克，麸皮250克，盐30克。

【使用方法】将上述3味药混合，放入砂锅内炒热，用布包裹成熨袋，趁热放在脐部热熨，熨袋凉后，取出内容物加热，再如前面所述进行治疗。反复2～3遍，每日1次。

◎ 预防方法

◆ 多食富含粗纤维的蔬菜与水果，主食不要过于精细，要适当吃些粗粮。

◆ 可以适量饮茶，但不宜过浓。

◆ 晨起空腹饮一杯淡盐水或蜂蜜水，并进行腹部按摩或转腰，每晚睡前按摩腹部，全天都应多饮水，养成定时排便的习惯。

◆ 进行适当的体力活动，加强体育锻炼。

◆ 保持心情舒畅，生活要有规律。

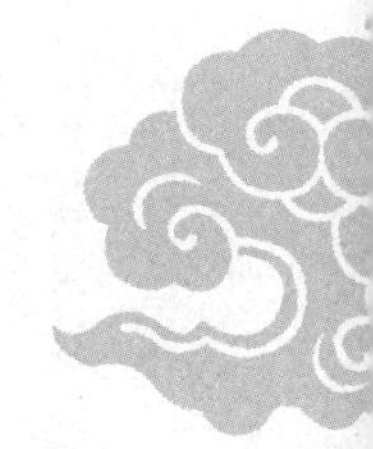

黄疸

黄疸是由于感受湿热疫毒等外邪，导致湿浊阻滞，脾胃肝胆功能失调，胆液不循常道，随血泛溢引起的目黄、身黄、尿黄为主要临床表现的一种肝胆病。

◎ 致病因素

◆ 饮食饥饱失常、嗜酒过度，损伤了脾胃，致肝胆失常。

◆ 平日脾胃虚弱，或劳倦过度、生活作息不规律。

◆ 肝胆结石、积块瘀阻胆道，胆液不循常道，随血泛溢，引起黄疸。

◎ 脐疗方法

【处方1】甜瓜蒂3克，虎杖6克，垂柳叶9克，石苇3克。

【使用方法】将上药共研成细末，取5克药粉，与米醋一起调成糊状，敷贴脐部，用纱布和胶布固定好，每日1次。本方具有清湿热、退黄疸作用，用于治疗黄疸，见色泽鲜明、小便短赤、发热口干、舌红、脉滑数。

【处方2】白胡椒30粒，丁香30克，茵陈30克，鲜鲫鱼1条（60～120克重），白酒适量。

【使用方法】先将白胡椒、丁香、茵陈共研成细末，再与捣烂的鲜鲫鱼、适量的白酒一起调成糊状，分成5份，分别敷贴神阙和双侧肝俞、脾俞，分别用纱布和胶布固定好，每2日1次。本方具有温化寒湿、消退黄疸的作用，用于治疗脾胃虚弱、寒湿瘀滞中焦所致的黄疸，见颜色晦暗、精神疲

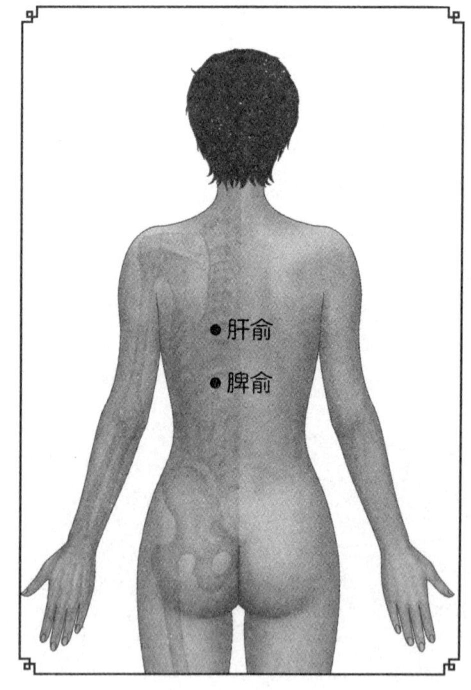

惫、畏寒、胸闷腹胀，舌苔白。

【处方3】瓜蒂60克，秦艽60克，青黛30克，紫草30克，黄芩30克，丹参30克，铜绿15克，冰片6克。

【使用方法】将上药共研成细末，取0.15克左右药粉（儿童0.1克）填入肚脐，用纱布和胶布固定好，2日1次。本方具有清热解毒，祛湿退黄的作用，用于治疗黄疸，见颜色深黄、高热烦渴、身发斑疹、舌红苔黄。

◎ 预防方法

◆ 注意饮食卫生和个人卫生。养成饭前、便后洗手，外出归来要洗手，不吃不洁食物，不喝生水的习惯。

◆ 适当参加体育锻炼，如打太极拳、练气功、慢跑等运动，增强机体抗病能力。

痢疾

表现。痢疾为急性肠道传染病之一，以腹痛腹泻、里急后重、大便脓血为主要

◎ 致病因素

◆ 痢疾杆菌在蔬菜、瓜果、腌菜中能繁殖生存，食用生冷食物及不洁瓜果可引起菌痢发生。

◆ 痢疾杆菌者的粪便处理不当，水源保护不好，被粪便污染的天然水、井水等未经消毒被饮用，可引起痢疾。

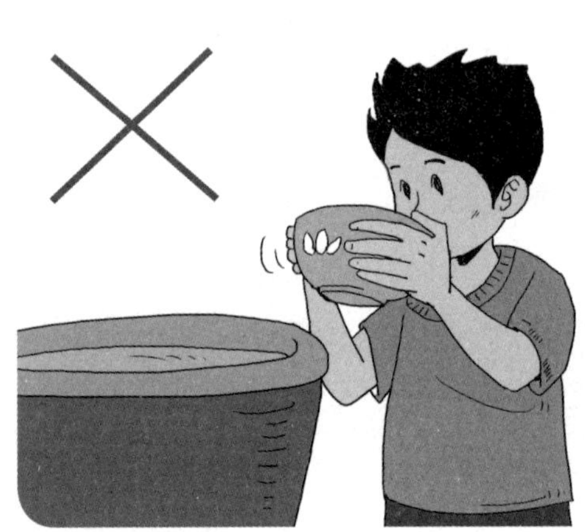

◆ 接触被痢疾杆菌污染的桌椅、玩具、公共汽车扶手等物品，经口入消化道使易感者受感染。

◎ 脐疗方法

【处方1】吴茱萸60克，米醋适量。

【使用方法】将吴茱萸研成细末，用米醋调拌成膏状，取适量药膏，敷贴脐部，用纱布和胶布固定好，每日1次。用于治疗噤口痢，见口不能食、食入即吐、大便带有脓血、腹痛、里急后重等。

【处方2】干苦参、干马齿苋各90克。

【使用方法】将上药烘脆，共研为细末，储瓶备用。用时取药粉15克，以温水调和拌匀做成药饼，敷贴于肚脐上，用纱布和胶布固定好，每日1次。本方具有清热利湿、杀菌止痢的作用，用于治疗细菌性痢疾。

【处方3】吴茱萸3克，黄连、木香各6克。

【使用方法】将上药共研成细末，取适量药粉与水一起调成糊状，敷贴脐部，用纱布和胶布固定好，每日1次。用于治疗痢疾，见腹痛、里急后重、大便脓血。

【处方4】大黄30克，黄连、广木香各10克。

【使用方法】将上药共研成细末，取适量药粉用米醋调匀成膏状，敷贴脐部，用纱布和胶布固定好。每日1次。可清热燥湿，通腑理气，用于治疗湿热痢疾。

◎ 预防方法

◆ 搞好环境卫生，加强厕所及粪便管理，消灭苍蝇滋生地，发动群众消灭苍蝇。

◆ 注意饮食和饮水的卫生情况。

◆ 对集体单位及托幼机构的炊事员、保育员应定期重点监测，发现感染者应立即隔离并给予彻底治疗。

◆ 做到饭前便后洗手，不吃变质和腐烂食物，不吃被苍蝇叮咬过的食物。

◆ 不要暴饮暴食，以免胃肠道抵抗力降低。

淋证

淋证是以小便频繁而数量少，尿道灼热疼痛，排便不利，或小腹急痛为主要表现的疾病。

◎ 致病因素

◆ 阴部不洁，秽浊之邪从下侵入机体，上犯膀胱。

◆ 不良饮食习惯，常吃辛辣刺激性食物及甜食或大量饮酒。

◆ 年老、久病、多产多育、过度疲劳导致脾肾气虚。

◆ 生活或工作中压力大，情绪不良，常发怒。

◎ 脐疗方法

【处方1】地龙1条，蜗牛1个。

【使用方法】将上述药物捣烂，用温水把脐部皮肤擦干净，将药物敷贴脐部，每日1次，10次为1个疗程。用于治疗血淋、膏淋，见尿色红或小便混浊、小便频繁。

【处方2】食盐、艾炷各适量。

【使用方法】用食盐填满肚脐眼，然后把枣核大小艾炷放置其上点燃灸之，每次灸3～5壮，每日1次。用于治疗小便淋涩不通。

【处方3】蒜泥适量，麝香少许。

【使用方法】将上药捣烂，用乙醇擦净脐部，然后把药敷贴脐部，枣核大小艾炷放置其上点燃灸之，每次灸3～5壮，每日1次。用于治疗血淋。孕妇禁用。

◎ 预防方法

◆ 勤洗澡，勤更换内裤；大便后擦拭肛门，应从前向后，避免将肛门污物带到尿道口。

◆ 有尿意时，及时排尿，不要憋尿，每晚临睡前排空膀胱。

◆ 多喝水，增加尿量，尽快排出细菌，保持尿道清洁。

◆ 避免穿紧身的衣物，如牛仔裤、束身衣等。

癃闭

癃闭又名尿潴留，是指以排尿困难、小便量少、点滴而出，甚至闭塞不通为主要表现的疾病。

◎ 致病因素

◆ 年老体弱或久病体虚。

◆ 精神因素，如紧张、焦虑、神经衰弱、抑郁等。

◆ 吃过量的辛辣刺激食物，上火。

◎ 脐疗方法

【处方1】田螺10个，麝香0.1克。

【使用方法】将田螺去壳，和麝香共捣烂成泥，取适量药物敷贴脐部，后用纱布和胶布固定好，每日1次。用于治疗非阻塞性尿潴留、神经性尿潴留等。孕妇禁用。

【处方2】鲜青蒿200克。

【使用方法】将青蒿搅细碎，不要让药汁流失，然后敷贴脐部，上面盖上塑料薄膜，再盖上纱布，用胶布固定好即可。敷药后，患者下腹有清凉感，待排尿后，撤去药物。用于治疗癃闭，见尿意紧迫、小便点滴不通、下腹胀痛等。

【处方3】甘遂15克，甘草10克，生姜3克，葱白适量。

【使用方法】将甘遂研成细末，另将甘草水煎取汁，再将葱白和生姜共捣烂，用甘草汁将药泥调成膏状。先取5克甘遂末纳入脐部，以葱姜膏敷贴于脐上，用纱布和胶布固定好。

◎ 预防方法

◆ 锻炼身体，增强抵抗力。

◆ 保持心情舒畅，避免不良情绪刺激。

◆ 避免憋尿、外阴不洁、过食肥甘辛辣、过量饮酒、贪凉、纵欲过度等不良因素。

◆ 积极治疗淋证和水肿等疾病，对防治癃闭均有重要意义。

尿血

尿血是血从小便中排出，尿色因之而呈淡红、鲜红、红赤，甚或夹杂血块。尿血与血淋相似而有别，若小便时不痛者为尿血，小便时点滴涩痛，痛苦难忍者即为血淋。

◎ 致病因素

◆ 尿路及邻近组织器官病变，如急性阑尾炎、结肠炎、输卵管炎、盆腔炎等，前列腺炎、前列腺肥大也可偶见血尿发生。

◆ 药物性因素，如服用磺胺类药物、抗凝剂或注射甘露醇等。

◆ 泌尿生殖系统疾病，如肾小球疾病、肾炎、泌尿系统结石等。

◎ 脐疗方法

【处方1】莴苣菜1握，黄柏100克。

【使用方法】将莴苣菜除去泥土，不用水洗，与黄柏混合，捣烂成膏状。取适量药膏，放在胶布中间，敷贴脐部，每日1次，10次为1个疗程。用于治疗热迫膀胱所致的尿血。

【处方2】文蛤、乌梅适量。

【使用方法】将上药共研成细末，取适量药粉敷于脐部，用纱布和胶布固定好，每日1次。用于治疗久病尿血，血色淡红，精神疲惫，或兼便血。

【处方3】鲜旱莲草、生小蓟汁、面粉各适量。

【使用方法】将鲜旱莲草捣烂成泥，掺入少量面粉共调匀，然后与小蓟汁一起调拌成膏状。取适量药膏摊涂在纱布上，敷贴脐部，用纱布和胶布固定好，每日换药1～2次，直到尿血停止则停药。

◎ 预防方法

◆ 平时养成多饮水的习惯。注意劳逸结合，避免剧烈运动。

◆ 少抽烟或不抽烟，忌吃刺激性食物。

◆ 积极治疗泌尿系统的炎症、结石等疾病。

◆ 在平时生活中养成及时排便的好习惯，不要憋尿。

小便不禁

小便不禁又称小便失禁，是指在神志清醒或昏迷的情况下，小便不能随意控制而自行溺出的表现。尤其是50岁以后的妇女居多，在大声咳嗽或者用力时小便自行流出。

◎ 致病因素

◆ 膀胱肌肉收缩能力下降，引致小便过量积聚而导致尿失禁。

◆ 骨盆肌肉松弛，咳嗽或大笑时由于腹腔压力增加，令膀胱内尿液受压，出现尿失禁现象。多见于身体肥胖者、长期咳嗽者、多次生产的女性及老年人等。

◎ 脐疗方法

【处方1】五倍子12克，何首乌10克。

【使用方法】将上药共研成细末，与食醋一起调拌，取适量药物，敷贴脐部，用纱布和胶布固定好，每日1次。用于治疗老人肾虚小便不禁、腰膝酸软、乏力。

【处方2】硫黄20克，大葱120克。

【使用方法】先把硫黄研成细末，与捣烂的大葱一起调匀，进行烘热，趁热敷贴脐部，用纱布和胶布固定好，外面用热水袋热敷，每日1次，10日为1个疗程。用于治疗小便不禁、老人尿崩、小儿遗尿。

【处方3】山茱萸10克，龙骨15克，小茴香6克，肉桂9克。

【使用方法】将上药烘干，共研成细末，取1克药粉，与蜂蜜一起调成膏状，敷贴脐部，用纱布和胶布固定好，每日1次，10～15日为1个疗程。用于治疗小便不禁或夜间尿频、膝软。

◎ 预防方法

◆ 要有乐观、豁达的心情。

◆ 防止尿道感染，保持规律的性生活。

◆ 注意饮食清淡，多吃粗纤维食物，防止便秘。

遗精

遗精是以不因性交，精液却自行外泄为主要表现，并伴有头昏、耳鸣、健忘、心悸、失眠、腰酸腿软、精神萎靡等症状的疾病。

◎ 致病因素

◆ 心理因素：对性知识缺乏，对性刺激易于接受，从而诱发遗精。色情书刊或电影中的性刺激画面刺激大脑，诱发遗精。

◆ 过度疲劳：过度体力或脑力劳动，使身体疲惫，睡眠深沉，大脑皮质下中枢活动加强而致遗精。

◆ 炎症刺激：外生殖器及附属性腺炎症，如患有包皮龟头炎、前列腺炎、精囊炎、附睾炎等而发生遗精。

◆ 物理因素：仰卧入睡时被褥厚重，被窝过暖或穿紧身衣裤而致遗精。

◎ 脐疗方法

【处方1】五倍子10克，白芷5克。

【使用方法】将上药一起烘干，共研成细末，与等量的米醋和水一起调成膏状。临睡前取药膏敷贴脐部，用纱布和胶布固定好，每日1次，连敷3～5日。用于频繁滑精，伴心悸、头晕耳鸣、腰膝酸软等。

【处方2】紫花地丁适量。

【使用方法】将紫花地丁捣成膏状，敷贴脐部，用纱布和胶布固定好，每日1次。用于治疗少眠多梦，梦则遗精，伴有烦热、头晕、舌红。

【处方3】甘遂、甘草、猪脊筋各适量。

【使用方法】将前两味药共研成细末，与猪脊筋一起捣成泥状，制成药丸填入脐内，用纱布和胶布固定好，7日换药1次。用于治疗心肝火旺、梦交而遗精。

【处方4】黄芪、党参、当归各15克，甘草、苍术、五味子、远志、白芷、红花、紫梢花、肉桂各10克，附子6克，鹿角胶32克，乳香、丁香各6克，麝香1克，芙蓉膏6克，香油1千克，黄丹适量。

【使用方法】先将前12味药浸入香油中12小时，后移入锅内，小火煎熬，滤出油后，将油继续熬制到滴水成珠，加黄丹收膏，再加鹿角胶、乳香、丁香、麝香、芙蓉膏搅匀，制成数张小膏药备用。使用时，取两张膏药，分别贴在患者脐部及丹田（约脐下4指）。每日1次，10次为1个疗程。

【处方5】金樱子、五倍子、芡实、蜈蚣各等份，精盐少许，鲜地龙适量。

【使用方法】前4味药共研细末，加精盐少许，调匀备用。取药适量，和鲜地龙一起捣成糊状，取适量药糊敷于脐部，盖上纱布，用胶布固定。同时，将热水袋置于其上，温熨30分钟。每3日换药1次，5次为1个疗程。

◎ 预防方法

◆ 勿把生理性遗精现象视为疾病，增加精神负担。成人未婚或婚后久别1～2周出现一次遗精，遗精后并无不适，这是生理现象。

◆ 遗精后不要受凉，更不要用冷水洗浴，以防寒邪乘虚而入。

◆ 消除杂念，不看色情书刊、影视。

◆ 适当参加文体活动，增强体质，陶冶情操。

◆ 慎起居。少食刺激性食品，不用过热水洗澡；睡时宜屈膝侧卧位，被褥不宜过厚，内裤不宜过紧。

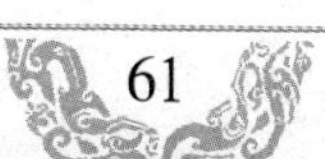

阳痿

阳痿是指在有性欲要求时，阴茎不能勃起或勃起不坚，或者虽然有勃起且有一定程度的硬度，但不能保持性交的足够时间，因而妨碍性交或不能完成性交。

◎ 致病因素

◆ 精神方面，如年幼时期性心理受到创伤，或新婚缺乏性知识，有紧张和焦虑的心理，或家庭关系不融洽。

◆ 生活习惯方面，如酗酒、吸烟。

◆ 疾病因素，如高血压、冠心病、前列腺炎、前列腺增生、附睾炎等。

◎ 脐疗方法

【处方1】艾绒、食盐各适量。

【使用方法】将艾绒制成枣核大小艾炷若干个备用，先在脐部涂上凡士林，再盖上麻纸，纸中间放上5毫米厚的食盐，并用压舌板压平，然后放上艾炷点燃灸之，每次30分钟左右，每日1次。

【处方2】按揉肚脐法。

【使用方法】临睡前，仰卧，然后用食指按压肚脐5分钟，每晚1次，1个月为1个疗程。

【处方3】小茴香、炮姜各5克。

【使用方法】将上药共研成细末，加少量的食盐，与蜂蜜一起调和。取适量敷脐部，用纱布和胶布固定好，5～7日换药1次。

◎ 预防方法

◆ 学习性知识，且夫妻双方应该互相理解、安慰。

◆ 了解生理波动，男子在发热、过度疲劳、情绪不佳等情况下出现一时性阳痿，多是一种正常的现象，不可有心理负担。

◆ 谨慎用药，饮食调养。

◆ 注意劳逸结合，适当进行体育锻炼，节制性欲。

水肿

水肿表现为手指按压皮下组织少的部位（如小腿前侧）时，有明显的凹陷。首先发生在组织疏松的部位，以晨起明显。

◎ 致病因素

◆ 疾病因素，如心力衰竭、肝硬化、肾炎、红斑狼疮等。

◆ 高温作业者或身体较胖又缺乏运动者。

◆ 长时间站立、行走、下蹲或坐位，可因下肢血液回流受阻、淤积造成水肿。

◎ 脐疗方法

【处方1】商陆、大戟、甘遂各等份。

【使用方法】将上药研成细末，取5～10克药粉，撒入肚脐内，用纱布和胶布固定好，每日1次。

【处方2】田螺1个，甘遂5克，雄黄3克，元寸0.3克。

【使用方法】先将元寸研成细末备用，再将前3味药混合捣烂，制成圆形药饼。取0.1克元寸撒入肚脐眼，然后把药饼盖在上面，用纱布和胶布固定好，每日1次。

【处方3】鲜野生麦冬根数个。

【使用方法】将麦冬根捣烂，敷贴脐部，然后盖上塑料薄膜，用纱布和胶布固定好，每日1次。

◎ 预防方法

◆ 要保证充足的休息和睡眠时间，不能过于紧张和劳累。

◆ 工作、生活中不要久站、久坐。

◆ 少吃或不吃难消化和易胀气的食物，以免引起腹胀，使血液回流不畅，多吃蔬菜、水果。

◆ 入睡时，将脚抬高至超过心脏的高度即可。

◆ 不要穿过度紧身的衣物。

慢性前列腺炎

慢性前列腺炎常见尿急、尿频、尿痛，终致血尿，尿道口常有乳白色或无色黏性分泌物，晨起时，有的可被黏液封闭尿道口。该病发病率高，严重地影响了患者的生活质量，使他们的精神与肉体遭受极大的折磨。

◎ 致病因素

◆ 前列腺急性炎症未予彻底治疗而转为慢性前列腺炎。或全身其他部位疾病经血行感染影响前列腺而导致前列腺炎。

◆ 性生活不正常，如性生活过频或性生活过度抑制等。

◆ 过度饮酒、久坐等，与本病的发生有密切关系。

◆ 焦虑、抑郁和烦躁等不良情绪。

◎ 脐疗方法

【处方1】麝香0.15克，白胡椒7枚。

【使用方法】将麝香、白胡椒分别研成细末备用，先将麝香撒入肚脐，再撒上白胡椒，用白纸盖住，然后用纱布和胶布固定好，每隔7～10日换药1次，10次为1个疗程，每个疗程之间休息5～7日，连用6个疗程。

【处方2】龙骨、乌附片、广木香、乳香、没药、雄黄、朱砂、胡椒、小茴香、五灵脂、夜明砂、两头尖、青盐各等份，麝香少量。

【使用方法】先将麝香研成细末，再将其他药共研成细末。先取0.2克麝香撒入肚脐，再在上面撒上适量药粉，用槐皮盖住，然后将枣核大小艾炷点燃灸之，直到热气透入腹内。每日1次，病愈为止。

◎ 预防方法

◆ 加强锻炼，改善体质。保持大便通畅。

◆ 戒酒，忌食辛辣刺激性食物，平时可以多吃水果、蔬菜。

◆ 提倡规律正常的性生活。

◆ 避免过劳、感冒受凉、憋尿。

◆ 避免久坐。

痛经

痛经是指妇女在经期及其前后出现小腹或腰部疼痛，甚至痛及腰骶。每随月经周期而发，严重者可伴恶心呕吐、冷汗淋漓、手足厥冷，甚至昏厥，给工作及生活带来影响。

◎ 致病因素

◆ 精神因素：有些女性对月经认识不足，每到经期将临即感到恐惧，或因学习和工作紧张、环境突然改变及不愉快心情等不良刺激都可引起痛经。

◆ 受凉：一些女性受风寒湿冷侵袭。

◆ 妇科病：如子宫内膜异位症、盆腔炎、子宫肌瘤等引起痛经。

◎ 脐疗方法

【处方1】肉桂10克，吴茱萸20克，茴香20克。

【使用方法】将上药共研成细末，与适量的白酒一起炒热，趁热敷贴脐部，用纱布和胶布固定好，从月经来潮前3日使用即可，每日1次。

【处方2】葱白5根。

【使用方法】将葱白捣烂，放入锅中炒热，趁热敷贴脐部，用纱布和胶布固定好，每日早、晚各1次，从月经来潮前5日用到月经来潮为止，连用3～5个月。

【处方3】白芷、五灵脂、青盐各6克。

【使用方法】将上药共研成细末，取3克药粉撒入肚脐内，用厚0.3厘米、直径3～5厘米的生姜片盖住脐部，其上用艾绒制成的枣核大小的艾炷灸之，直到脐部变暖为止，2日1次。

◎ 预防方法

◆ 女性衣着不能太单薄，尤其在月经期，更要注意保暖。

◆ 要加强体格锻炼，增强人体对气候的适应能力。

◆ 适当多食一些温热食物，少食寒性食物，忌食冷饮。

◆ 平时生活中要保持愉快的心情与积极的生活态度。

月经不调

月经不调是妇科常见疾病，表现为月经先期、后期或先后无定期，月经之色、质、量等也随之出现异常。

◎ 致病因素

◆ 精神因素：精神过于紧张可能导致月经来潮推迟，特别是频繁做人工流产可使女性精神紧张、恐惧，这样不良的精神因素均可造成月经不调。

◆ 寒冷刺激：女性经期受寒冷刺激，会使盆腔内的血管过分收缩，可引起月经过少，甚至闭经。

◆ 生活习惯：当今社会很多女性喜欢减肥，长期节食，必然会引起营养不良，并引起月经不调。同时，熬夜、嗜烟酒及喜欢进食生冷食品等习惯均对月经周期有影响。

◎ 脐疗方法

【处方1】党参10克，白术7克，干姜5克，炙甘草3克，硫黄25克。

【使用方法】将上药共研成细末备用，取适量药粉填到肚脐里，用纱布和胶布固定好，5日换药1次。用于治疗月经先期、量多、色淡夹黑，小腹坠痛，精神疲劳，头晕怕冷。

【处方2】炮姜10克，山楂20克，延胡索6克。

【使用方法】将上药共研成细末，取6克药粉，与黄酒一起调成糊状，敷贴脐部，用纱布和胶布固定好，每日1次。用于治疗月经不调，月经延后，痛经，腰酸怕冷。

【处方3】乳香、没药、白芍、川牛膝、丹参、山楂、广木香、红花各15克，冰片1克，姜汁适量。

【使用方法】将前8味药共研成细末，与姜汁和冰片一起调成糊状，敷贴脐部，用纱布和胶布固定好，2日换药1次。用于治疗月经不调，月经后期与经前腹痛。

◎ 预防方法

◆ 保证充足的睡眠并保持精神愉悦。

◆ 女性在青春期前即应学习、了解一些卫生常识，对月经来潮这一生理现象有一个正确的认识，消除恐惧及紧张心理。

◆ 月经来潮期间应注意保暖。

◆ 少食辛辣寒凉的食品，饮食应以清淡且富有营养的食物为主，可以多吃豆类、鱼类等高蛋白食物。

◆ 避免操劳过度。

闭经

闭经是指以女子超过18岁还没有来月经，或已来潮、非怀孕而又中断3个月以上为主要表现的月经病。至于像青春期前、妊娠期、哺乳期及围绝经期的停经及绝经均属生理现象。

◎ 致病因素

◆ 精神上的创伤、恐惧、紧张等。

◆ 全身性疾病，如严重贫血、肾脏病、垂体病变、甲状腺疾病等。子宫及卵巢疾病，如先天性无子宫、子宫发育不良等。

◆ 女性为了瘦身而骤然大量减食，体重迅速下降导致闭经。

◎ 脐疗方法

【处方1】蜣螂1条，威灵仙10克。

【使用方法】将上药烘干，共研成细末，与白酒一起调成丸状，敷贴脐部，用纱布和胶布固定好，1小时后把药揭去。用于治疗气滞血瘀型闭经，见精神抑郁、烦躁易怒、胸胁胀满、少腹胀痛或拒按。

【处方2】鲜山楂10枚，赤芍3克，生姜15克。

【使用方法】将上药一起捣烂成泥状，放锅中炒热，热熨脐部，每次熨30分钟，每日1次，连用3～5次。

【处方3】蚕沙30克，麝香0.5克，黄酒适量。

【使用方法】先将蚕沙研成细末，与适量黄酒一起调成膏状，再将麝香研细备用。先取0.25克麝香填在肚脐内，再把药膏敷贴脐部，用纱布和胶布固定好，2日换药1次，连续敷至病愈为止。用于原发性闭经或继发性闭经。

◎ 预防方法

◆ 尽量减少宫腔手术，能有效预防闭经。

◆ 合理饮食，促进青春期女性的生理发育，使体质增强。

◆ 精神上应避免不良的刺激，减轻工作、学习等带来的紧张，学会放松，保持心情舒畅。

◎ 致病因素

◆ 生活和工作中压力过大，精神过度紧张，劳累或用脑过度。

◆ 营养不良，嗜食辛辣刺激食物，代谢紊乱。

◆ 大量饮酒、长时间睡眠不足。

◎ 脐疗方法

【处方1】烟叶适量、食盐少量。

【使用方法】将烟叶捣成泥状，再与食盐一起拌匀，用纱布包好，敷贴脐部，用胶布固定好，每日1次，3～5次为1个疗程。

【处方2】肉桂3克，吴茱萸6克，当归9克，干姜6克，艾叶6克，延胡索9克，沉香3克，香附6克，小茴香6克。

【使用方法】将上述药物共研成细末，装入双层纱布袋中，敷贴脐部，用纱布和胶布固定好，然后用热水袋热敷脐部，每日3次，每次30分钟。用于治疗出血量多，伴头晕眼花、畏寒肢冷、面色晦暗、舌淡苔白、脉细沉。

【处方3】益智仁、沙苑子各20克，焦艾叶30克。

【使用方法】将前2味药烘干，共研成细末，取适量药粉，和焦艾叶一起熬成膏状，药膏用纱布包紧，敷贴脐部，用纱布和胶布固定好，每日1次，直到止血为止。用于治疗出血量少或淋漓不断、色鲜红，伴头晕耳鸣、烦热、失眠盗汗、腰膝酸软等。

◎ 预防方法

◆ 注意身体保健，要增加营养，多吃蔬菜和水果。

◆ 劳逸结合，不参加重体力劳动和剧烈运动。

◆ 睡眠要充足，保持精神愉悦。

◆ 注意个人卫生，不宜盆浴、游泳，沐浴时注意不要着凉。

崩漏

崩漏是妇女非行经期间阴道出血的总称，以阴道出血为其主要表现。来势急、出血量多的称崩，出血量少或淋漓不断的称漏。虽出血情况不同，但在发病过程中两者常互相转化，故以崩漏并称。

◎ 致病因素

◆ 女性不注意经期卫生及性生活的卫生。

◆ 女性被滴虫、真菌、细菌等感染而引起白带异常，或使用没有消毒的仪器进行阴道手术。

◆ 长期居住在潮湿寒冷的地方。

◆ 过度疲劳，情绪低落，长期有精神创伤及身体虚弱者，尤其是老年人和久病者。

◆ 女性多产，或流产较多、哺乳时间过长等。

◎ 脐疗方法

【处方1】醋炙鸡冠花、酒炒红花、荷叶灰、白术、茯苓、陈壁土、车前子各3克。

【使用方法】将上药共研成细末，与白酒一起调成糊状。取适量药糊敷贴脐部，用纱布和胶布固定好，每日1次。用于治疗带下色白或淡黄、质黏稠、无臭气、绵绵不断，伴面色萎黄。

【处方2】芡实30克，桑螵蛸30克，白芷20克。

【使用方法】将上药共研成细末，与米醋一起调成糊状，取适量药糊敷贴脐部，用纱布和胶布固定好，每日1次，连用5～7日。用于治疗白带清冷，见带下量多、质稀薄，腰酸如折，小腹冷，小便频繁清长，尤其是夜晚。

【处方3】党参12克，炒白术15克，干姜10克，炙甘草3克，炮附子10克，补骨脂12克。

【使用方法】将上药共研成细末，取适量药粉，敷贴脐部，用纱布和胶布固定好，5日换药1次。用于治疗带下色白、质稀、无臭味，伴大便溏稀、小便清长、乏力、腰膝酸软、四肢不温等。

【处方4】黄芪、党参、丹参各15克，当归、白术、白芍、生姜末、苍术、山药、香附各10克，柴胡、陈皮各6克。

【使用方法】除生姜末外，将上述药物烘干，共研细末，与生姜末调匀，装瓶备用。用时，取适量药粉填入脐部，外用纱布和胶布固定好。3日换药1次，每日隔药艾灸1次。

【处方5】丁香、木香各3克，吴茱萸4.5克，肉桂1.5克。

【使用方法】将上述药物共研细末，备用。用时，取适量药粉填入脐部，用纱布和胶布固定好。每日1次。

【处方6】食盐、艾叶各等份，米醋适量。

【使用方法】先将艾叶研为粗末，与食盐、米醋一起炒，炒热后装入白布袋中，制成熨袋。将热熨袋置于脐部，趁热熨之，待熨袋降温后，将袋内药物取出适量覆于脐部，用纱布和胶布固定好。每日热熨、敷贴各1次，直至疾病痊愈。

◎ 预防方法

◆ 提倡淋浴，尽量少用盆浴，家中的浴盆使用后也要清洗干净。

◆ 如厕时尽量不使用公共厕所的坐式马桶。

◆ 不借穿他人的内裤、泳衣。

◆ 不到消毒条件差的游泳池去游泳。

◆ 平时应保持心情舒畅，注意营养，劳逸结合，提高身体素质。

◆ 避免经期做妇科检查和妇科手术。

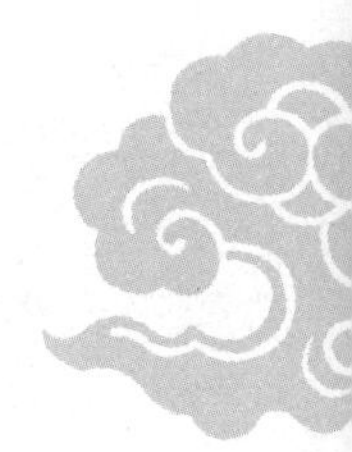

妊娠小便不通

妊娠期间小便不通，甚至小腹胀气疼痛，心烦不得卧，称为『妊娠小便不通』，古名『转胞』或『胞转』。

◎ 致病因素

◆ 外阴创伤，惧怕疼痛而不敢用力排尿。

◆ 未及时排尿，膀胱和尿道受胎儿压迫过久，导致膀胱、尿道等黏膜充血水肿，张力变低而发生小便不通。

◎ 脐疗方法

【处方1】冬葵子、滑石、栀子各3克。

【使用方法】将上药共研成细末，取适量药粉，与生姜汁一起调成膏状，敷贴脐部，用纱布和胶布固定好，每日1次。本方具有清热利湿、利尿通淋的作用。该方需在医生指导下使用。

【处方2】党参、白术各15克，升麻20克，葱白适量。

【使用方法】将前3味药共研成细末，取适量药粉，与葱白一起捣成膏状，敷贴脐部，用纱布和胶布固定好。每隔12小时换药1次。本方能益气通阳利水，用于治疗妊娠小便不通，见面色白、眩晕气短、精神疲惫、舌淡、脉弱，需在医生指导下使用。

【处方3】寒水石60克，滑石、发灰、车前子、木通、冬葵子各30克，葱白15克。

【使用方法】将葱白捣成膏状，其他药物共研成细末，取适量药粉与葱泥共拌匀成药泥，敷贴脐部，用纱布和胶布固定好，每日1次。本方能清热利水通淋，用于治疗妊娠尿少、尿闭。该方需在医生指导下使用。

◎ 预防方法

◆ 孕妇在妊娠期适当运动，加强排尿排便锻炼。

◆ 要加强妊娠期保健，及时发现妊娠期泌尿系统感染并予治疗。

◆ 尽量减少不必要的阴道检查和反复导尿，以防外阴、尿道水肿及泌尿系统感染。

阴挺下脱

阴挺下脱指以子宫脱垂为主要表现的疾病，是妇科常见疾病之一。

◎ 致病因素

◆ 绝经后雌激素减低，盆底组织萎缩退化，故老年女性易发。

◆ 营养不良引起支持子宫的组织薄弱可以导致子宫脱垂，这部分患者不仅子宫脱垂，也会伴有其他脏器脱垂。

◆ 女性多次分娩或哺乳期过长。过度劳动、剧烈运动、长期站立或下蹲屏气等的影响，特别是产后2个月内最易诱发本病。

◎ 脐疗方法

【处方1】五倍子12克，雄黄、胡椒各3克，麝香0.1克，蓖麻仁12克。

【使用方法】将上药共研成细末，与适量面粉、姜汁一起调成糊状，取适量药糊，敷贴脐部，用纱布和胶布固定好，然后温灸，每日1次。用于治疗子宫脱垂，下腹坠胀。孕妇禁用。

【处方2】杜仲30克，枳壳30克，蓖麻子30克。

【使用方法】将上药共研成细末，与食醋一起调成糊状，取适量药糊，敷贴脐部，用纱布和胶布固定好，每日1次，连用5～7日。

【处方3】何首乌30克，雄鸡1只。

【使用方法】将何首乌研成细末，用纱布包紧，放入剖洗干净的雄鸡腹腔内，再放入锅中煮，至鸡肉离骨，取出药粉，与鸡骨一起研成细末，然后加水调成膏状，取适量药膏，敷贴脐部，用纱布和胶布固定好，每日1次。敷脐的同时将鸡肉和汤分次吃完。

◎ 预防方法

◆ 注意卧床休息，适当进行身体锻炼提高身体素质。

◆ 产后不要过早下床活动，特别是不能过早地参加重体力劳动。注意增加营养，多食有补气补肾作用的食品。保持大小便的通畅。

◆ 及时治疗慢性气管炎、腹泻等增加腹压的疾病。

妊娠水肿

妊娠水肿又称『子肿』，是指妇女妊娠中后期，面目及下肢等部位发生浮肿。

◎ 致病因素

◆ 妊娠后由于胎儿发育、子宫增大，使骨盆内压力增高，压迫下肢，使血液回流受影响，静脉血回流受阻，引起下肢水肿。

◆ 妊娠后，从6周开始血容量就逐渐增加，血容量比非妊娠期增加40%左右，所以血容量增加后，组织间液也会增加。

◆ 孕期血容量增加，但红细胞增加的幅度不如血浆增加幅度大，血浆蛋白则几乎不增加，血液成分相对变稀，血浆胶体渗透压降低，使血流中的水分容易渗透到组织液中，从而造成下肢水肿。

◆ 营养不良性低蛋白血症、贫血和妊娠中毒症都可引发妊娠水肿。

◎ 脐疗方法

【处方1】白术、茯苓各30克，砂仁、陈皮各15克，葱白5根，鲜生姜5片。

【使用方法】将前4味药共研成细末，与5片鲜生姜、3根葱白一起捣成膏状，取适量药膏，敷贴于脐部，用纱布和胶布固定好，每日换药2～3次，直到病好为止。用于治疗妊娠脾虚水肿，见精神疲惫、食欲不振、大便溏稀、小便短赤、舌胖苔白腻、脉缓滑。该方需在医生指导下使用。

【处方2】地龙、甘遂、猪苓、硼砂、肉桂各10克。

【使用方法】将上药共研成细末，取适量药粉，与适量姜汁、食醋一起调成膏状，敷贴脐部，用纱布和胶布固定好，每日1次。用于治疗妊娠水肿，见皮紧光亮，小便不利。该方需在医生指导下使用。

【处方3】商陆100克，公丁香2克，葱白、鲜生姜各适量。

【使用方法】将前2味药共研成细末，用时取3～5克药粉，和适量葱白、鲜生姜一起捣成膏状，敷贴脐部，用纱布和胶布固定好，每日1次，一般7日为1个疗程。用于治疗妊娠尿少、水肿。该方需在医生指导下使用。

◎ 预防方法

◆ 充分休息，消除水肿最好的方法莫过于静养。

◆ 注意保暖，保暖可以使血液循环畅通、气机顺畅，防止水分积存。

◆ 在怀孕期间穿着合适的衣服，尽量避免穿过紧的衣服，最好穿宽松的棉质衣裤。

◆ 孕妇适合低盐饮食，少食用发酵粉与碱制作的糕点，以及生冷、油腻和不易消化的食物，多食有利于利尿消肿的食品。

◆ 孕妇可以采取半卧位，并保持头低脚高，这样可以避免压迫到下肢静脉，并减少血液回流的阻力，这样还可以减少对心脏的压迫。

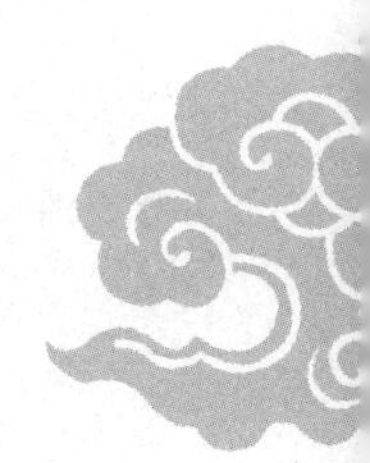

小儿水痘

小儿水痘是指小儿感染水痘病毒引起的急性传染病。冬、春两季多发，其传染力强，接触或飞沫均可传染。易感儿发病率可达95%以上，学龄前儿童多见。

◎ 致病因素

◆ 水痘患者为唯一传染源，自水痘出疹前2日至皮疹干燥结痂时，患者均有传染性。

◆ 通过飞沫和直接接触传播，在近距离，短时间内使健康儿童被感染。

◆ 健康儿童接触了被水痘病毒污染的玩具、食具、被褥及毛巾等而被感染。

◆ 儿童营养不足，身体抵抗力低。

◎ 脐疗方法

【处方1】大黄、生石膏、防风、全蝎、青黛各等量，鸡蛋清适量。

【使用方法】将前5味药共研成细末，与适量的鸡蛋清一起调成膏状。取适量药膏，摊涂在塑料布中间，敷贴脐部，用纱布和胶布固定好，每日换药2次，连敷3～4日。用于治疗小儿水痘，见发热不恶寒、面赤唇红、口臭、尿黄便秘、水痘分布较密。

【处方2】燕窝泥、鸡蛋清各适量。

【使用方法】将燕窝泥捣碎，与鸡蛋清一起调成膏状，取适量药膏，敷贴脐部，用纱布和胶布固定好，直到热退为止。用于治疗小儿水痘，见发热。

【处方3】生大黄2克，麻黄1克，升麻2克，川芎2克，乌药2克，神曲2克，白蚯蚓1条。

【使用方法】将前6味药研成细末后与白蚯蚓一起捣成泥状，取适量药泥，敷贴脐部，用纱布和胶布固定好，每日1次。用于治疗小儿水痘之热毒炽盛。

◎ 预防方法

◆ 多喝开水，少吃油腻辛辣等刺激性食物及鱼、虾、蟹等高蛋白食物。

◆ 在儿童中开展预防接种，防止水痘的发生。

◆ 保持皮肤清洁，常洗澡，不要搔抓皮肤。

小儿百日咳

百日咳是一种常见的儿童传染病，本病由于病程较长，可持续2~3个月或3个月以上，故称『百日咳』。该病一年四季均可发病，尤以冬、春两季为多。

◎ 致病因素

◆ 接触百日咳患者，多由百日咳杆菌感染而引起。

◆ 孩子没有及时接种疫苗或没能全程接种预防疫苗。

◎ 脐疗方法

【处方1】五倍子15克。

【使用方法】将五倍子烘干后研成细末，并用水调成糊状，取适量药糊，敷贴脐部，用纱布和胶布固定好，每日1次。用于治疗小儿百日咳后体虚，终日流汗不止。

【处方2】川贝母100克，百部150克。

【使用方法】将上药共研成细末，用蜂蜜将细末调成糊状，每次取药适量，敷于脐部，用纱布和胶布固定好，每日1次。用于治疗急性期小儿百日咳。

【处方3】白芥子、细辛、甘遂、洋金花各适量。

【使用方法】将上药研成细末，取适量药粉，与姜汁一起调成膏状备用。取2克药膏放在胶布中间，敷于脐部。每年夏季三伏天的头伏、中伏、末伏的第1日敷贴，每次敷贴2小时，每年敷贴3次。

◎ 预防方法

◆ 让孩子多在户外活动，适当做些运动和游戏。

◆ 孩子在家时，家长最好不要在室内吸烟。

◆ 注意饮食调摄，少食多餐，多吃易消化、营养丰富的食物。同时，不能让孩子暴饮暴食。

◆ 发现百日咳患儿，要及时隔离，并将居室消毒通风，还要防止孩子感受风寒。

◆ 孩子衣服、被子勤洗多晒，保持清洁。

小儿感冒

小儿感冒，现代医学称为上呼吸道感染，本病一年四季皆可发生，是小儿常见病。

◎ 致病因素

◆ 孩子营养不良引起抵抗力下降。

◆ 有的家长怕孩子冷，把孩子捂得过于严实，使其不能耐受气温的变化，以致“弱不禁风”。

◆ 多次反复使用抗生素使孩子免疫力下降。

◆ 疾病因素，如过敏性哮喘、过敏性鼻炎。

◎ 脐疗方法

【处方1】葱白3克，鲜薄荷叶3克。

【使用方法】将上药一起捣成泥状，取药泥敷贴脐部，用纱布和胶布固定好，每日1次，连用3日。

【处方2】地龙20条，白糖适量，冰片少量，75%乙醇5毫升。

【使用方法】将地龙与白糖一起捣烂，1小时后，剔出地龙残体，往黏液中加入冰片和5毫升75%乙醇备用。用时取适量药液涂在肚脐，每日2～3次。

【处方3】杏仁、桃仁、白前、前胡各5克，薄荷、牛蒡子、冰片各3克。

【使用方法】将上药共研成细末，与蜂蜜一起调成膏状备用。用时取3克药膏，敷贴脐部，用纱布和胶布固定好，每日1次。用于治疗小儿感冒后咳嗽。

◎ 预防方法

◆ 多到户外活动，适应自然界的气候变化。

◆ 保持房间空气流通，应避免直吹空调、电风扇。

◆ 衣服和被褥不要过多过厚，应穿宽松衣裤。

◆多喝水，进食不宜过饱，饮食要均衡。

小儿咳嗽

小儿咳嗽，现代医学称为支气管炎，是临床常见的多发病。初起多为干咳，随病情进展逐渐有痰，年龄稍大的儿童痰可咳出，一般不发热。

◎ 致病因素

◆ 污浊的空气对呼吸道黏膜造成不良刺激，使呼吸道黏膜充血、水肿、分泌异常而咳嗽。

◆ 小儿捂得过厚，包得过严，衣服和被子透气性差，造成机体适应能力差，抵抗力低下。

◆ 过食辛辣油腻之品。接触花粉、尘螨、油烟等引起过敏。

◎ 脐疗方法

【处方1】莱菔子、鸡内金、厚朴各9克，大黄、芒硝各6克。

【使用方法】将上药共研成细末，与温水一起调成糊状，取适量药糊，敷贴脐部，用纱布和胶布固定好，每晚换药1次，直到病愈为止。

【处方2】葱白6克，艾叶6克。

【使用方法】将葱白和艾叶一起捣成泥状，取适量药泥敷贴脐部，用纱布和胶布固定好，每日1次。用于治疗小儿风寒咳嗽。

【处方3】栀子、黄芩、桑皮、大黄各9克，百部、天门冬各10克。

【使用方法】将上药共研成细末，取适量药粉，与凉开水一起调成糊状，敷贴脐部，用纱布和胶布固定好，每日1次，直到病好为止。用于治疗小儿肺热咳嗽。

◎ 预防方法

◆ 要保持室内空气流通，不要让小儿抱着长绒毛玩具入睡，家长更不可在家“吞云吐雾”过烟瘾，应定时开窗换气。

◆ 在季节交替、气温骤变时，应及时为小儿增添衣物，同时衣物要经常晾晒。尽量不带小儿到人多的公共场所。

小儿哮喘

小儿哮喘是指发生在小儿的哮喘，是儿童常见的慢性呼吸道疾病。由于哮喘常反复发作，难以根治，严重影响患儿的身心健康，也给患儿家长带来沉重的经济负担和精神压力。

◎ 致病因素

◆ 食入过咸、过甜、过腻、过于刺激的食物，引动伏痰，阻塞喉管而导致过敏。

◆ 孩子对花粉、动物的皮毛及空气中的尘埃等过敏引起哮喘。

◎ 脐疗方法

【处方1】麻黄、杏仁、甘草各等份，葱白3根。

【使用方法】将前3味药共研成细末，再与葱白一起捣成泥状，取适量药泥，敷贴脐部，用纱布和胶布固定好，每日2次。

【处方2】白胡椒10克，白矾3克，盐酸二氧异丙嗪片（克咳敏）5克。

【使用方法】将上药共研成细末，取适量药粉，与水一起调成糊状，敷贴脐部，用纱布和胶布固定好，每日1次，连用10次为1个疗程。

【处方3】牵牛子30克，大黄31克，槟榔7.5克，木香4.5克，轻粉0.03克。

【使用方法】将上药共研成细末，取适量药粉，与蜂蜜一起调成饼状，敷贴脐部，用纱布和胶布固定好，每日1次。

◎ 预防方法

◆ 应尽量避免接触过敏原。

◆ 加强体育锻炼，增强身体素质。

◆ 饮食要均衡，补充足够的营养，多食富含维生素的食物，如各种水果、蔬菜。

小儿厌食

小儿厌食是指小儿较长期的食欲减退或消失，以食量减少为主要症状。严重者可造成营养不良及多种维生素与微量元素缺乏。

◎ 致病因素

◆ 消化性溃疡、慢性肝炎、慢性肠炎、消化不良及长期便秘等疾病均可引起厌食症。

◆ 锌等微量元素缺乏及某些内分泌激素如甲状腺功能低下、肾上腺皮质激素相对不足也可表现厌食。

◆ 家长缺乏科学喂养知识，使小儿多吃零食，过食冷饮，随意补充“营养食品”，反使食欲下降。

◆ 小儿受到强烈惊吓，或离开亲人及熟悉的环境进入幼儿园或其他新环境时，情绪低落，食欲降低。

◎ 脐疗方法

【处方1】炒神曲、炒麦芽、焦山楂各10克，炒莱菔子6克，炒鸡内金5克。

【使用方法】将上药共研成细末，与3克淀粉、适量温水一起调成糊状，临睡前取适量药糊，敷贴脐部，用纱布和胶布固定好，第2日早上取下，每日1次，5次为1个疗程。

【处方2】枳实、白术、砂仁各等份。

【使用方法】将上药共研成细末，取适量药粉，与茶叶水一起调匀制成丸状，填塞肚脐，用万应膏敷贴好，连敷3日。

【处方3】大黄、槟榔、白蔻、焦山楂、焦麦芽、焦神曲、高良姜、陈皮各等份。

【使用方法】将上药共研成细末，取适量药粉，与凡士林一起调成膏状，将药膏摊涂于橡皮膏中央，然后敷贴脐部。每次贴敷8～12小时，每日1次，10日为1个疗程，最长可用2个疗程。

◎ 预防方法

◆ 饮食以家常饭菜为主，不加额外的所谓“营养食品”。

◆ 饮食要规律，定时进餐，多吃粗粮、杂粮和水果、蔬菜，少吃零食，不喝饮料。

◆ 家长要注意经常变换小儿饮食的品种，尽量不要千篇一律，做到荤素搭配，营养均衡。

◆ 营造良好的进食环境，使小儿能够集中精力去进食，并保持心情舒畅。

◆ 加强体育锻炼，常到户外进行运动。

◆ 保证睡眠充足，定时排便。

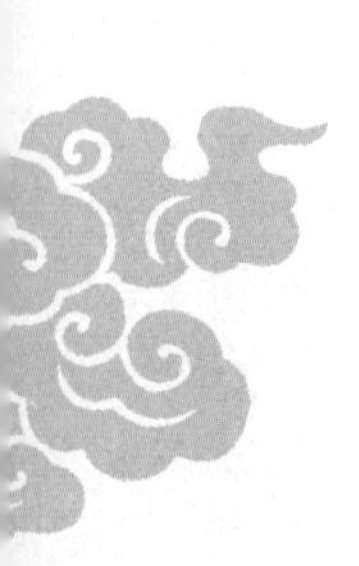

小儿腹痛

腹痛是小儿常见症，它不仅是儿科消化道疾病的重要信号，也是许多腹部以外疾病的一种表现。

◎ 致病因素

◆ 孩子食用牛奶、蛋类、鱼虾等食物后发生过敏性腹痛。

◆ 孩子进食不洁食物，导致寄生虫病引起腹痛。

◆ 急性阑尾炎可引起腹痛，此病发展较快，发病时间稍长会有阑尾穿孔造成化脓性腹膜炎的可能，进而危及小儿生命。

◆ 受凉、暴食、婴儿食乳过多等导致肠痉挛而腹痛，尤其是1岁以内的婴儿。

◆ 孩子或被细菌病毒感染，引起细菌性痢疾而腹痛。

◎ 脐疗方法

【处方1】丁香30个，肉桂1克，白胡椒40粒，白豆蔻30粒。

【使用方法】将上药共研成细末，过筛，取1～1.5克药粉，填入肚脐，用纱布和胶布固定好，3日后去药。

【处方2】食盐60克，花椒20克，生姜20克，葱白20克。

【使用方法】将葱白、花椒、生姜捣烂，和食盐一起炒热，趁热装入布袋内并扎紧，熨敷脐部，每日1～2次。

【处方3】艾叶若干，食醋适量。

【使用方法】将艾叶捣烂，与适量的食醋一起炒热，装入布袋扎紧，熨敷脐部和痛处，每日1～2次。

◎ 预防方法

◆ 饮食应营养均衡，定时定量进食，少吃生冷辛辣 食品。

◆ 平时要注意饮食卫生，饭前要洗手，不吃腐败变质和过期的食物，以防止病菌及寄生虫卵从口而入导致疾病。

◆ 要多喝开水，不喝碳酸类饮料，少吃零食。

◆ 要防止孩子的腹部受凉。

小儿蛔虫病

小儿蛔虫病是蛔虫寄生于小儿小肠内所引起的肠道寄生虫病之一，为儿科常见病。其往往影响小儿的食欲和肠道功能，妨碍小儿生长发育。

◎ 致病因素

◆ 环境被蛔虫卵污染，是婴幼儿感染的主要来源。

◆ 小儿喜欢用手抓食物吃，喜欢吮指头，还喜欢把一些不洁的玩具放入口中，他们的指甲缝中很容易藏污纳垢，如有蛔虫卵，是极易造成感染的。

◆ 蛔虫卵随着粪便混到泥土里、生水里，或沾在蔬菜、瓜果上面，小儿喝生水，吃没煮熟的蔬菜或没洗干净的瓜果而引起蛔虫病。

◎ 脐疗方法

【处方1】生香附末12克，皂荚（打碎）2个，食盐45克，米醋300毫升。

【使用方法】将香附、皂荚研成细末，与食盐一起混合放入砂锅中炒热，炒至闻到香气时，再加入米醋炒至极热，取出药粉，装入布包中，扎紧袋口即成熨药包。用熨药包熨敷脐部，待药冷后再炒热，再熨之，每日1～2次。本方能安蛔止痛，又能促进排虫，用于治疗蛔虫梗阻所致的腹痛。

【处方2】鲜苦楝根皮15克，艾叶10克，花椒10克，橘叶30克，莪术6克，芒硝15克，酒药子1粒，白酒适量。

【使用方法】先将艾叶、花椒、莪术、芒硝、酒药子研成细末，然后将鲜苦楝根皮、橘叶切碎，最后把药全部混合，与白酒一起炒热，取适量药敷贴脐部及患处（如果是胆道蛔虫，敷贴剑突下），用纱布和胶布固定好，并用热水袋热敷，每日1次，严重者可每日2次。本方具有驱虫止痛之效，用于治疗虫积腹痛。

【处方3】槟榔10克，苦楝皮10克，使君肉6克。

【使用方法】将上药共研成细末，取适量药粉，与温水一起调成糊状，敷贴脐部，用纱布和胶布固定好，每日1次。

◎ 预防方法

◆ 注意饮食与生活卫生，勤剪指甲，做到饭前、便后洗手，不食未洗净的蔬菜及瓜果，不饮生水，防止食入蛔虫卵，减少感染机会。

◆ 家长要教导小儿用筷子和勺子吃东西，不要直接用手抓着吃，改掉吸吮手指的毛病。

◆ 不可随地大小便，养成良好的卫生习惯。

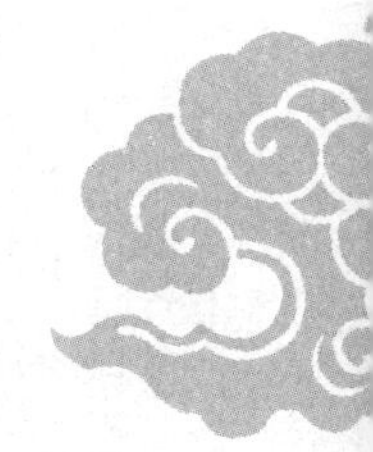

小儿腹泻

小儿腹泻是由多病原、多因素引起的以大便次数增多和大便性状改变为特点的儿科常见病。以婴幼儿发病居多，一年四季均可发病，以夏、秋季节发病率最高。

◎ 致病因素

◆ 婴幼儿消化器官未完全发育成熟，分泌的消化酶较少。因此，消化能力较弱，容易发生腹泻。

◆ 婴幼儿神经系统对胃肠的调节功能差，饮食稍有改变，就会引起腹泻。

◆ 婴幼儿饮食不当，如吃了不易消化的蛋白质食物，或对食物过敏或对食物不耐受。

◆ 婴幼儿免疫力较低，食物、日用品、手、玩具或食具稍有污染，便可引起腹泻。

◎ 脐疗方法

【处方1】肉桂、木香、丁香各等份。

【使用方法】将上药研成细末，取适量药粉，与食醋调成糊状，敷于脐部，用纱布和胶布固定好，每日1次，3日为1个疗程。用于治疗便稀多沫、色淡、臭气轻、肠鸣腹痛，或伴有发热、鼻塞、流清涕者。

【处方2】白胡椒12克，肉桂、丁香各6克，胡黄连、生山药各15克。

【使用方法】将上药共研成细末，储瓶备用。用时，取此散5克，用温水调和，制成药丸，纳入肚脐，外用纱布和胶布固定好，每日1次。用于治疗小儿腹泻，每日泻5～10次，便成蛋花状。

【处方3】黄连、黄芩、黄柏各等份。

【使用方法】将上药共研成细末，取适量药粉，与大蒜汁一起调成糊状，涂在肚脐上，用纱布和胶布固定好。每日1～2次，

3日为1个疗程。用于治疗发热或不发热，大便如水样，内有不消化食物，或有少量黏液，一日大便十余次，肛门灼热发红。

【处方4】炒五倍子、干姜各10克，吴茱萸6克，公丁香、川椒、广木香各5克。

【使用方法】将上药共研成细末，储瓶备用。用时，取适量药粉，用白酒或食醋调和成糊膏状，敷于脐部，用纱布和胶布固定好。每日1次。用于治疗小儿腹泻，每日泻4～6次，大便如水样或成蛋花样便。

◎ 预防方法

◆ 注意饮食卫生，提倡母乳喂养。

◆ 平时参加户外活动，增强体质，加强对疾病的抵抗能力。

◆ 应防止过度疲劳、惊吓或精神过度紧张。

◆ 发现腹泻患儿和带菌者要隔离治疗。

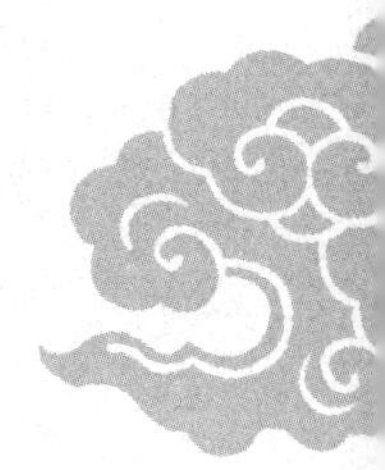

小儿脐风

小儿脐风又称『新生儿破伤风』，是由于脐部被破伤风杆菌侵入而引起的疾病。常在新生儿出生后7日左右发病，故有『七日风』『锁口风』之称。

◎ 致病因素

◆ 多有新生儿脐带处理、消毒不严格的过程。

◎ 脐疗方法

【处方1】活田螺3个，麝香0.3克。

【使用方法】将活田螺捣烂，与麝香一起调成稠膏状，取适量的药膏，摊涂在2厘米×3厘米的布中，敷贴脐部，用纱布和胶布固定好。每日1～2次，直到病好为止。本方具有凉血解毒、开窍醒神的作用，用于治疗小儿脐风，见神志不清、二便不通者。

【处方2】麝香0.15克，冰片1.5克，雄黄1.5克。

【使用方法】将上药共研成细末，将药粉与蜂蜜调匀，摊涂在2厘米×3厘米的布上，敷贴脐部，用纱布和胶布固定好。本方能开窍、解毒、消肿，用于治疗小儿脐肿出血、神昏抽搐。

【处方3】天麻10克，白附子、羌活、防风、白芷各9克，天南星、地龙、白僵蚕各6克。

【使用方法】将上药共研成细末，取适量药粉，与蜂蜜一起调成糊状，敷贴脐部，用纱布和胶布固定好，每日2次，直到病好为止。本方有祛风止痉之功，用于治疗小儿脐风重症。

◎ 预防方法

◆ 接生时要求严格消毒。

◆ 新生儿出生后，脐带必须严格消毒灭菌处理。

小儿鹅口疮

小儿鹅口疮是儿童口腔的一种常见疾病。这种疾病因为常常在口腔里出现白色的假膜，有时这种假膜白得像一片雪一样，而且不易去除，所以又称为雪口。

◎ 致病因素

◆ 母亲阴道有霉菌感染，婴儿出生时通过产道，接触母体的分泌物而感染。

◆ 婴儿所用的奶瓶、奶嘴消毒不彻底，或母乳喂养时，产妇的乳头不清洁都可能是感染的来源。

◆ 小儿接触感染念珠菌的食物、衣物和玩具。尤其是6～7个月的婴幼儿，因为此时开始长牙，牙床可能有轻度胀痛痒感，婴幼儿便爱咬手指、咬玩具，这样就易把病菌带入口腔，引起感染。

◆ 在幼儿园过集体生活，有时因交叉感染可患鹅口疮。

◆ 长期服用抗生素或不适当应用激素治疗，造成体内菌群失调，霉菌乘虚而入并大量繁殖，引起鹅口疮。

◎ 脐疗方法

【处方1】生半夏6克，黄连3克，栀子3克。

【使用方法】将上药共研成细末，取适量药粉，与陈醋一起调成糊状，每次睡觉前敷贴小儿的脐部，用纱布和胶布固定好，每日1次，可连敷2～4日。本方具有清心火、散热结的作用。

【处方2】细辛、大黄各等量。

【使用方法】将上药共研成细末，取适量药粉，填入肚脐，用纱布和胶布固定好，每日1次，连用5～7日。本方具有清热解毒的作用。

【处方3】细辛6克，米醋适量。

【使用方法】将细辛研成细末，分为5份，用时取1份药粉，与米醋一起调成糊状，敷贴脐部，用纱布和胶布固定好。每日1

次，连用4～5日。用于治疗口腔黏膜白屑散在，周围红晕不重。

◎ 预防方法

◆ 患有阴道霉菌病的妊娠期妇女要积极治疗，切断传染源。

◆ 对于婴幼儿的被褥和玩具要定期拆洗、晾晒。

◆ 婴幼儿的洗漱用具尽量和家长的分开，并定期消毒。

◆ 如果婴幼儿是母乳喂养，在喂奶之前，妈妈应用清水洗净双手，并用温湿的专用毛巾清洁乳头。

◆ 如果使用奶瓶给婴幼儿喂奶，要定期将奶瓶和奶嘴进行煮沸消毒。

◆ 平时应注意小儿的口腔卫生，喂食以后帮助其清洁口腔，如为婴幼儿，可以用温湿的纱布清洁口腔；如为年龄稍大儿，则可以让其用水漱口。

◆ 不滥用抗生素。如果有重大疾病必须使用抗生素，则应该在医生的指导下用药。

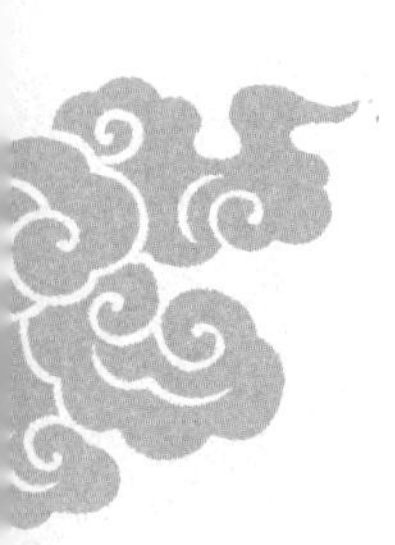

小儿遗尿

小儿遗尿俗称『小儿尿床』，是指3岁以上儿童睡眠中小便自遗，醒后方觉的一种疾病，在临床上较为常见。

◎ 致病因素

◆ 遗传因素：遗尿通常在家族中显性遗传，若父母双方都有遗尿病史，或父母一方有遗尿病史，则其孩子遗尿的发病率较高。

◆ 睡眠过深：孩子常常在睡前玩得较疲乏，睡得很深，不易唤醒，也多在梦境中尿床。

◆ 睡前饮水过多：若睡前饮水过多，也易发生尿床。这是较常见的现象。

◆ 膀胱夜间控制能力发育迟缓：一般来说，遗尿儿童的膀胱容量比正常儿童小，膀胱内还没容纳多少尿量，就收缩排尿。

◆ 精神紧张：如家庭不和睦、父母离异、亲人去世、惨遭虐待、临近考试等原因而发生尿床，这多为继发性遗尿，但这种遗尿常是暂时的，过一段时间，会随着精神情绪的改变而消失。

◆ 疾病因素：蛲虫症、尿路感染、肾脏疾病，以及脊柱裂、骶部神经功能障碍、癫痫、大脑发育不全等可引起遗尿，但这种遗尿只占该病发病率很小的比例。

◎ 脐疗方法

【处方1】甘草50克，白芍、白术各20克，硫黄50克，白矾10克。

【使用方法】将前3味药混合，与水一起煎煮两次，每次1小时，将两次滤出的药液混合，并再次煎熬浓缩成稠膏状。后2味药烘干，研成细末，加入浓缩剂拌匀，备用。用时每次取适量药膏，纳入肚脐，用纱布和胶布固定好，3～7日换药1次。本方具有益脾和胃、收敛阴液等作用，用于治疗脾肾两虚所致的遗尿，见形体消瘦、发育不良、夜间盗汗者等。

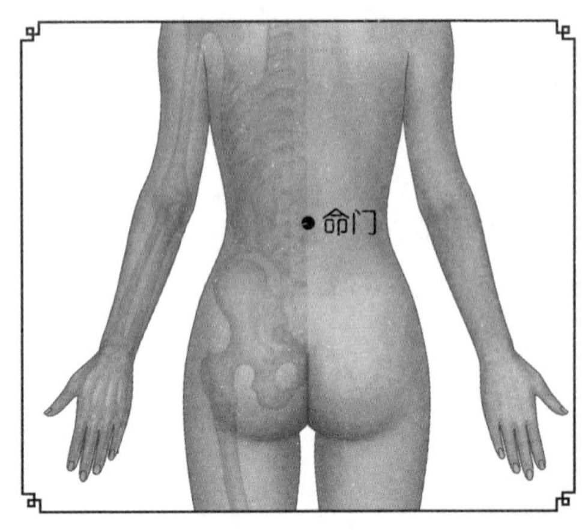

【处方2】五倍子、五味子、菟丝子各12克。

【使用方法】将上药共研成细末，取适量药粉，与温水一起调成糊状，敷贴脐部、命门穴，用纱布和胶布固定好，每日1次。本方能补肾缩尿，用于治疗体弱、遗尿、肢软。

【处方3】五倍子、桑螵蛸、芡实、硫黄各适量。

【使用方法】将上药共研成细末，取适量药粉，与陈醋一起调成糊状，睡前敷贴脐部，用纱布和胶布固定好，每日1次。本方具有补肾助阳、缩尿止遗作用，用于治疗肾阳不足所致的遗尿、肢冷。

◎ 预防方法

◆ 家长可在夜间孩子睡觉时，每隔2～3小时定时唤起孩子起床排尿，防止孩子尿床。

◆ 避免给孩子带来心理创伤和精神刺激。

◆ 避免孩子白天过度玩闹，造成身体疲劳。

◆ 晚饭不能吃得太咸，避免进食容易引起口渴的食品，如高盐、高糖和高蛋白质的食物，鼓励孩子在白天多饮水，晚饭后尽量不喝水。

◆ 对2岁以上的孩子进行排尿训练，耐心鼓励训练膀胱收缩，自主排尿，养成良好的排尿习惯。

小儿疝气

小儿疝气是指小儿睾丸或脐部偏坠胀痛的疾病，有脐疝、腹股沟斜疝等。本病好发于小儿出生后0～6个月或1～2岁。

◎ 致病因素

◆ 小儿先天发育不足，腹壁比较薄弱，从而引发疝气。

◆ 小儿常号哭、过度运动、便秘都会引起腹压升高而致疝气。

◎ 脐疗方法

【处方1】万应膏药500克，白胡椒12克，肉桂24克。

【使用方法】将白胡椒、肉桂共研成细末，与万应膏药一起拌匀，摊涂到2厘米×3厘米的布上，敷贴脐部，用纱布和胶布固定好，3日换药1次。本方有温经通络、散寒止痛的作用，用于治疗寒凝不通所致疝气疼痛。

【处方2】黄皮树寄生、灯笼草（全草）、荔枝核各10克，米醋适量。

【使用方法】将黄皮树寄生、灯笼草晒干或烘干，与荔枝核共研成细末，用米醋将药粉调成膏状，制成药饼。将药饼敷贴脐部，用纱布和胶布固定好，每日1次，至病愈。本方具有疏肝理气、散结消肿的作用，用于治疗肝经气郁所致的小儿疝气肿痛、睾丸偏坠。

【处方3】丁香、肉桂、葱白、生姜各适量。

【使用方法】将上药共捣成泥膏，制成直径4厘米的圆饼，敷贴脐部，用纱布和胶布固定好，5日换药1次。

◎ 预防方法

◆ 父母应经常注意观察小儿的腹股沟部或阴囊处是否肿胀，是否存在时隐时现的块状物，遇有疑问及时就医。

◆ 不要让小儿过早频繁站立，以免肠管下坠形成腹股沟疝。

◆ 给小儿适当进食易消化和含纤维素多的食品，以保持大便通畅。

◆ 不要让小儿大声咳嗽，避免大声啼哭，防止腹压升高。

荨麻疹

荨麻疹又称『风疹块』，本病可发生在身体任何部位，男女老幼均可发病。是一种常见的皮肤病，以突然发作、皮肤出现鲜红色或苍白色风团、痒而不痛、时隐时现、消退后不留痕迹为特征。

◎ 致病因素

◆ 与用药有关，如青霉素、血清制品、磺胺类药等。

◆ 个体体质因素，如有些人为过敏体质，体内存在不同程度的免疫紊乱，比较容易患荨麻疹。

◆ 部分人因食用一些具有刺激性的食物之后，有可能引发荨麻疹，如海鲜类、高蛋白类食物。

◎ 脐疗方法

【处方1】桃仁、红花、杏仁、生栀子各等份，冰片适量。

【使用方法】将上药共研成细末，取适量药粉，与凡士林一起调成糊状，敷贴脐部，用纱布和胶布固定好，每日1次。用于治疗荨麻疹肤痒。

【处方2】苦参、荆芥、白鲜皮各20克。

【使用方法】将上药共研成细末，取适量药粉，填满肚脐，用纱布和胶布固定好，每日1次，7日为1个疗程。用于治疗急性荨麻疹。

◎ 预防方法

◆ 保持室内外卫生清洁，家中尽量不养猫、狗之类的宠物，如有饲养，应及时清理动物毛发、粪便。

◆ 注意饮食，患者避免食用海鲜、高蛋白食物，植物性食物如草莓、杧果、番茄、大蒜等也不可以食用。

◆ 床单、被褥要定期清洁。

◆ 保持愉快的心情，适当进行体育锻炼，增强体质。

◆ 饮食宜清淡，避免进食刺激及易致敏食物，保持大便通畅。

皮肤瘙痒症

皮肤瘙痒症是指无原发皮疹，但有瘙痒的一种皮肤病。皮肤瘙痒症属于神经精神性皮肤病，是一种皮肤神经症疾患。可全身发生，尤以面部、背部和四肢为多。

◎ 致病因素

◆ 过度清洁皮肤造成皮肤脱脂干燥而产生瘙痒。

◆ 某些疾病可引起皮肤瘙痒，如糖尿病、尿毒症、脑动脉硬化、神经衰弱等。

◆ 某些妇女在妊娠期常有瘙痒症，一般在产后消失。

◆ 温度的变化常常引起皮肤的瘙痒，尤其冬季瘙痒症与夏季瘙痒症的患者对气候的变化极为敏感。突然受热或遇寒皆可能引起瘙痒的发作。

◆ 消毒剂、杀虫剂、除臭剂、染料等刺激物皆能使局部皮肤发痒。

◎ 脐疗方法

【处方1】桃仁、杏仁、栀子、红花各等份。

【使用方法】将上药共研成细末，取适量药粉，与食醋一起调成膏状，制成直径3厘米的圆饼，敷贴脐部，用麝香虎骨膏固定好，12～24小时揭去，每日1次，5日为1个疗程。孕妇禁用。

【处方2】蝮蛇干100克，蝉蜕30克，地肤子50克，红花50克，冰片20克。

【使用方法】将上药共研成细末，取适量药粉，与温水一起调成膏状，制成直径3厘米的药饼，敷贴脐部，用纱布和胶布固定好，每日1次，10日为1个疗程。用于治疗过敏性皮肤病、粉刺引起的瘙痒和风疹块。

【处方3】红花20克，紫草20克，栀子20克，大黄20克，冰片5克。

【使用方法】将前4味药烘干，共研成细末，取适量药粉，

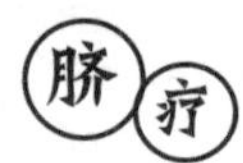

与冰片、凡士林一起调成糊状，敷贴脐部，用纱布和胶布固定好，每日1次，直至痊愈。用于治疗老年瘙痒症。

◎ 预防方法

◆ 选择内衣时应柔软宽松，以纯棉制品为好。

◆ 生活规律，早睡早起，适当锻炼，精神放松，避免恼怒忧虑。

◆ 及时增减衣服，避免冷热刺激。

◆ 戒烟酒、浓茶、咖啡及其他辛辣刺激食物，饮食应适度补充脂肪。

◆ 冬季洗澡一般不要用时过久，洗后可全身涂用护体霜。

◆ 洗完手后应搽用能够保持水分的护手霜。

◆ 在易发生皮肤干裂的身体部位，如脸部、手部、腿部，最好使用滋润性较强的护肤品，如凡士林。

过敏性紫癜

过敏性紫癜是一种较常见的微血管变态反应性出血性疾病。多见于儿童和青少年，男性较女性多见，起病前1～3周往往有上呼吸道感染史。

◎ 致病因素

◆ 药物因素，如很多抗生素类药物可引起过敏。

◆ 感染因素，如最常见的细菌感染为β溶血性链球菌感染，其次为金黄色葡萄球菌、结核杆菌、伤寒杆菌等。

◆ 食物因素，主要是动物性异性蛋白所致，食用鱼、虾、蟹、蛤、蛋、鸡和牛奶等均可引起本病。

◆ 一些植物花粉或灰尘等及夏季某些昆虫叮咬也可引起本病。

◆ 天气变化、外伤、预防接种等也可引起本病。

◎ 脐疗方法

【处方】生槐花、栀子、甘草、乌梅、豨莶草各适量。

【使用方法】将上药共研成细末，取适量药粉，与醋一起调成糊状，敷贴脐部，用纱布和胶布固定好，2日换药1次。用于治疗过敏性紫癜。

◎ 预防方法

◆ 注意休息，避免劳累，避免情绪波动及精神刺激。

◆ 防止昆虫叮咬，去除可能的过敏原。

◆ 注意保暖，防止感冒。避免服用可能引起过敏的药物。

◆ 应禁食生葱、生蒜、辣椒等刺激性食物，以及肉类、海鲜，禁饮酒。

◆ 应避免与花粉等过敏原相接触。

◆ 经常参加体育锻炼，增强体质。

脱肛

脱肛，又称直肠脱垂，指以大便后或劳累、下蹲时直肠黏膜或直肠全层脱出肛外为主要表现的疾病。

◎ 致病因素

◆ 小儿体质娇嫩，发育不完全成熟，又易患营养不良、百日咳、肠炎、腹泻等疾患，故易脱肛。

◆ 老年人年老体弱，肛门括约肌松弛，加上患有慢性疾病，如气管炎、咳嗽、前列腺肥大等，易发生不完全性脱肛。

◆ 肛门直肠部手术损伤也可造成脱肛。

◆ 分娩次数多，以致骨盆底肌肉和直肠的支持组织松弛无力，不能固定直肠于正常位置而发生脱肛。

◎ 脐疗方法

【处方1】蓖麻籽仁适量。

【使用方法】将上药捣烂，取适量药物，敷贴脐部，用纱布和胶布固定好，每日1次。

【处方2】生莱菔子适量。

【使用方法】将上药捣烂，取适量药物，敷贴脐部，用纱布和胶布固定好，每日1次。

【处方3】柑子树树叶、桃子树树叶、薄荷叶各适量。

【使用方法】将上药一起捣烂，取适量药粉，敷贴肚脐，用纱布和胶布固定好，每日1次。

◎ 预防方法

◆ 积极参加体育活动和肛门功能锻炼，增强体质，改善肛门功能，增强肛门括约肌的收缩力。

◆ 及时治疗可引起直肠脱垂的疾病，如慢性腹泻、百日咳。

◆ 饮食上多吃蔬果，少食辛辣刺激性食物，保持大便通畅。

◆ 保持肛门部清洁卫生，便后应用软纸擦肛，睡觉前最好用温水清洗肛门。养成良好的排便习惯，排便时不要看书、看报、玩手机。

口疮

口疮，又称为『口腔溃疡』，是发生在口腔黏膜上的浅表性溃疡，溃疡点可是米粒至黄豆大小、圆形或卵圆形，黄白色，好发于唇、颊、舌等。

◎ 致病因素

◆ 吃东西时不慎咬伤了口腔黏膜，或体内缺乏锌、铁、叶酸、维生素等微量元素，可引起口疮。

◆ 生活紧张、压力大、过度疲劳、睡眠不足、经常便秘等也可导致口疮。

◆ 常吃油腻刺激性食物，或不注意口腔卫生亦可引起口疮。

◆ 遗传因素。40%的口疮患者有明显的家族遗传倾向。

◎ 脐疗方法

【处方1】吴茱萸适量。

【使用方法】将吴茱萸研成细末，取适量药粉，填入脐部，用纱布和胶布固定好，每日1次。

【处方2】黄柏、生石膏、细辛各2克。

【使用方法】将上药共研成细末，与水一起调成糊，敷贴脐部，用纱布和胶布固定好，每日1次，3～7日为1个疗程。

【处方3】朱砂3克，冰片1克，滑石10克。

【使用方法】将上药共研成细末，取适量药粉，填入脐部，用纱布和胶布固定好，每日1次。

◎ 预防方法

◆ 多吃含锌、维生素B_1、维生素B_2、维生素C的食物，少吃辛辣、香燥、温热、升气动火的食物。

◆ 多注意口腔卫生，即吃完东西漱口，早、晚刷牙。

◆ 保持心情舒畅，遇事要乐观开朗，避免着急恼怒。

◆ 坚持体育锻炼，改善体质，增强免疫功能。

牙痛

牙痛指牙齿因各种原因引起的疼痛，是口腔疾病中常见的症状之一。

◎ 致病因素

◆ 牙齿的间隙内嵌塞食物可引起牙痛，为食物嵌塞痛。

◆ 牙龈萎缩、牙颈部的牙本质暴露及牙体缺损时，遇冷、热、甜、酸等刺激均可引发牙齿疼痛，但刺激停止后疼痛即可消失。

◆ 牙周组织炎症进一步发展可引起化脓性炎症。脓肿形成时疼痛剧烈，脓肿形成后局部出现波动感。

◎ 脐疗方法

【处方1】生石膏15克，细辛3克，丹皮4克，黄连5克，升麻3克，大黄3克，生地6克。

【使用方法】将上药共研成细末，每次取6克药粉，与水一起调成糊状，敷贴脐部，用纱布和胶布固定好，每日1次。本方具有清胃通便作用，用于治疗胃火牙痛，见牙龈肿痛、大便干结等。

【处方2】细辛6克，荜茇3克，生石膏9克，大黄6克。

【使用方法】将上药共研成细末，取适量药粉，与水一起调成糊状，敷贴脐部，用纱布和胶布固定好，每日1次，本方能清热通便，用于治疗热毒壅盛所致的牙痛，见大便干结、口干等。

◎ 预防方法

◆ 注意口腔卫生，养成早晚刷牙、饭后漱口的习惯。

◆ 发现蛀牙，及时治疗。

◆ 多吃清胃火及清肝火的食物，忌过食热性动火食物，忌饮酒。睡前不宜吃糖、饼干等食物。勿吃过硬食物，少吃过酸、过冷、过热食物。

◆ 脾气急躁易怒，会诱发牙痛，故宜心胸豁达，保持心情舒畅。

◆ 保持大便通畅。

晕车、晕船

晕车、晕船即乘车或船时引起头晕、恶心甚至呕吐。

◎ 致病因素

◆ 睡眠不足，饮食不当。

◆ 精神状况不佳，如紧张、焦虑、抑郁等。

◆ 平时常晕车，每当乘车时，陷入自我暗示而引发。

◆ 受到噪声、汽油味、腥味等不良刺激。

◆ 因座位的关系，或一直在看窗外移动的景物、看书、玩手机，致使眩晕。

◎ 脐疗方法

【处方1】风油精、伤湿止痛膏1张。

【使用方法】乘车、乘船前30分钟，将数滴风油精滴入肚脐，用伤湿止痛膏固定好。用于治疗晕车、晕船引起的不适。

【处方2】生姜2片，伤湿止痛膏1张。

【使用方法】乘车、乘船前30分钟，将姜片放肚脐上，用伤湿止痛膏固定好。用于治疗晕船、晕车。

◎ 预防方法

◆ 加强身体的锻炼，使体质健壮。

◆ 睡眠要充足，饮食宜清淡易消化，不宜过饥或过饱，避免喝酒，并保持良好的精神状态。

◆ 乘车时，可以使用空调换气功能，或把车窗打开让空气流通。

◆ 挑选位于交通工具行驶中最稳处的座位，如乘车时，尽量坐前排位置；乘船时不坐船头、船尾的座位。

中暑

中暑是在暑热天气、湿度大及无风的环境条件下，以体温调节中枢功能障碍、汗腺功能衰竭和水、电解质丧失过多为特征的疾病。它是一种威胁生命的急病，若不给予迅速有力的治疗，可引起抽搐、永久性脑损害、肾脏衰竭和死亡。

◎ 致病因素

◆ 在高温作业的场所，如果通风条件差，易发生中暑。

◆ 人群拥挤场所，产热集中、散热困难极易发生中暑。

◆ 露天作业时，受阳光直接曝晒，再加上地面受阳光的曝晒，使大气温度再度升高，大脑皮质缺血而引起中暑。

◎ 脐疗方法

【处方1】仁丹（中成药）15克。

【使用方法】将上药研成细末，与温水一起调成糊状，敷贴脐部，用纱布和胶布固定好，用于治疗中暑。

【处方2】北细辛、猪牙皂各9克。

【使用方法】将上药共研成细末，先取适量药粉，与温水一起调成糊状，敷贴脐部，用纱布和胶布固定好，另取少量药粉吹入鼻孔内，待打喷嚏时即可苏醒。用于治疗中暑突然昏倒，手足抽搐。

◎ 预防方法

◆ 不要长时间处于烈日下曝晒，最好不要在阳光强烈的时间段外出。

◆ 保证充足睡眠，可使身体各系统都得到放松，既利于工作和学习，也是预防中暑的重要措施。

◆ 当天气酷热且必须外出时，一定要做好防护工作，如打遮阳伞、戴遮阳帽、戴太阳镜，有条件的最好涂抹防晒霜。准备充足的饮用水和含盐饮料，穿棉质及浅色的衣物。

自汗、盗汗

自汗是指不因劳累活动，不因天热及穿衣过暖和服用发散药物等因素而不自主的自然汗出症。盗汗是指入睡后出汗，醒来即止的一种症状。或两者同时并见，且以局部性出汗为多。

◎ 致病因素

◆ 身体羸弱，久病体虚，容易导致自汗。

◆ 嗜食辛辣刺激食物，或体质湿热偏盛，以致肝火或湿热内盛易导致自汗。

◎ 脐疗方法

【处方1】五倍子适量。

【使用方法】将上药研成细末，取适量药粉，与温水一起调成膏状，敷贴脐部，用纱布和胶布固定好，1～2日换药1次。用于治疗自汗、盗汗。

【处方2】何首乌适量。

【使用方法】将上药研成细末，取适量药粉，与温水一起调成糊状，敷贴脐部，用纱布和胶布固定好，用于治疗自汗、盗汗。

【处方3】煅龙骨、煅牡蛎各等份。

【使用方法】将上药研成细末，取适量药粉，用温水调成膏状，敷贴脐部，用纱布和胶布固定好。用于治疗自汗、盗汗。

◎ 预防方法

◆ 应注意劳逸结合，加强体育锻炼，增强体质。

◆ 每日多饮水，禁食辛辣温热性食物，切勿饮酒，应多食新鲜蔬菜等。

◆ 被褥、睡衣等应经常清洗和晾晒，以保持洁净，并应经常洗澡，以减少汗液对皮肤的刺激。

家庭常用脐疗方

清热解毒方

清热解毒是清热法之一，指用具有清热邪、解热毒作用的方药治疗里热炽盛证、毒证及痈肿疔毒等病证的治法。适用于瘟疫、温毒及多种热毒病症或疮疡疔毒的治疗。

毒是什么

毒，是指火热壅盛引起的“火毒”或“热毒”。人体内本身是有火的，如果没有火那么生命也就停止了，也就是所谓的生命之火。但如果火过于亢奋，即火热过盛，就成了“毒”，导致人体出现发热、心烦躁扰、口燥咽干、便秘尿黄、眼睛红肿涩痛、喉咙肿痛、牙龈肿痛、口腔溃疡疼痛及舌尖糜烂等症状。中医把头昏、咽喉肿痛等偏上部位的火热症状称为“上焦火”；把烦热口渴、胃脘痛等中间部位的火热症状称为“中焦火”；把便秘、尿赤等偏下部位的火热症状称为“下焦火”。热毒所致病症相当于现代医学中的各种感染性疾病所引起的高热及各种毒性反应。

常用药物

中医按“热者寒之”的治病法则来泻火解毒，因此，清热药的药性都属寒凉，具有清解里热的作用，常用于治疗各种热证。热证包括表热证和里热证。表热证发热常伴有恶寒，故应用解表药来治疗。里热证多因病邪内传或脏腑积热所致，发热但不恶寒，所以，应该根据不同性质的疾病给予不同性味的药。常用清热药如下。

◆ 生石膏、知母、栀子等具有“寒凉折火”的性能，故主要用于清气分实热。

◆ 生地黄、犀角、玄参等属于清热凉血药，主要用于清血分实热。

◆ 金银花、连翘、大青叶、板蓝根、蒲公英等具有清热又兼有解毒作用，常用来治疗各种热毒证。

◆ 地骨皮、银柴胡、青蒿等能清透虚热，凉血除蒸，用于治疗热邪伤阴所致的热证。

◆ 决明子、青葙子、谷精草等能清肝热、散风寒，常用于肝热上扰所致的眼部疾病。

脐疗药方

【处方1】葱白30克，连翘15克。

【使用方法】将上药共捣烂成糊状，取适量药糊，敷贴脐部，用纱布和胶布固定好，每日1次。等到将要出汗时，急喝一杯白开水，以加速发汗。用于治疗外感风热，发热无汗、头痛咽痛。

【处方2】茵陈、黄柏、黄连、生地黄、白术、甘草各等量。

【使用方法】将上药共研成细末，取适量药粉，与蜂蜜、75%乙醇一起调成糊状，敷贴脐部，用纱布和胶布固定好，3～4小时后揭去，每日1次，4次为1个疗程。用于治疗口腔溃疡。

【处方3】生大黄10克，芒硝7克。

【使用方法】将上药与水一起熬成浓汁，放凉，取适量药汁，滴入肚脐。用于治疗大便干结、数日不解、面红身热、口干口臭。

【处方4】生石膏15克，细辛3克，牡丹皮4克，黄连5克，升麻3克，大黄3克，生地黄6克。

【使用方法】将上药共研成细末，取6克药粉，与水一起调成糊状，敷贴脐部，用纱布和胶布固定好，每日1次。用于治疗胃火牙痛、牙龈肿痛、大便干结。

祛风除湿方

祛风除湿是祛风法之一，指用祛风湿药治疗风湿之邪留滞经络、肌肉、关节等部位，出现游走性疼痛症状的方法。

风、湿是什么

风为春季的主气，风为百病之长，四季均可使人患病。且寒、湿、燥、暑、热等外邪，多依附于风而入侵人体。中医认为，风邪实为外感病症的先导。其致病的特点是发病快、变化多；疼痛呈现游走性并遇风加重，多伤于人体上部。湿邪是由于人体内的水分超出了身体的需要或不能及时排出体外潴留于体内而生成的。湿性黏腻，能妨碍脾的运化。当人体体质虚弱，气血不足时，或因居住在潮湿、寒冷的地方，使风寒湿邪乘虚而入，流注经络关节，使气血凝滞，阻塞不通，不通则痛，引起筋骨、肌肉、关节等处的疼痛、酸痛、麻木和关节肿大、屈伸不利等症状，统称为痹证。风邪、湿邪所致病症相当于现代医学中的风湿性关节炎、类风湿性关节炎、坐骨神经痛、骨质增生、半身不遂、肌肉风湿痛及某些皮肤病等。

常用药物

我们日常生活中常用的祛风除湿药，味多辛、苦，能祛除留在肌肉、经络、筋骨的风湿，有的还兼有散寒、补肝肾、强筋骨等作用。现代研究证明，祛风湿药一般具有不同程度的抗炎、镇痛及镇静等作用。因此，可以根据不同证型、发病部位、病程长短的痹证选择相应的祛风湿药，达到扶正祛邪的目的。常用祛风除湿药如下。

◆ 五加皮、桑寄生、狗脊等，具有祛风湿、补肝肾、强筋骨作用，主要用于久痹而腰膝酸软无力疼痛者，还可用于治疗肾虚腰痛、乏力和中风后半身不遂等。

◆ 黄芩、黄连、黄柏等既能清热又能燥湿，用于治疗湿热所致的痹证。

◆ 独活、川乌、威灵仙、雷公藤等具有祛风湿、散寒止痛、舒筋通络的作用，用于治疗风湿寒痹证。

◆ 知母、秦艽、忍冬藤等清热消肿、通络止痛，用于治疗风湿热痹、红肿热痛。

脐疗药方

【处方1】穿山甲100克，乳香和没药乙醇浸泡液70毫升，鸡血藤挥发油0.5毫升，冰片0.5克，陈醋适量。

【使用方法】将穿山甲研成细末，与70毫升乙醇浸泡液混匀，烘干，再加入鸡血藤挥发油、冰片调和均匀备用。取0.2克药粉，与陈醋一起调成糊状，敷贴脐部，用纱布和胶布固定好，每日1次，4次为1个疗程。用于治疗肝脉瘀阻、胁肋疼痛等。

【处方2】川芎、防风、黄芩、赤芍、红花各12克，羌活、独活、乳香各10克，当归20克，冰片3克。

【使用方法】将上药共研成细末，取适量药粉，与凡士林一起调成膏状，敷贴脐部，用纱布和胶布固定好，同时用温灸灸脐部，每日1次。用于治疗小儿麻痹症。

【处方3】白芥子适量。

【使用方法】将白芥子研成细末，取适量药粉，与温水一起调成黏稠状，敷贴脐部，用纱布和胶布固定好，同时用热水袋热敷，每日1次。用于治疗寒湿头痛。

理气止痛方

理气止痛指疏理气机，使气机运行通畅，达到通则不痛的目的。

为什么要理气

中医理论认为气由先天之精华、水谷之精气和吸入的自然界的清气所组成，气具有很强的活力，不停地运动着，具有推动血液、津液的生成与运行，推动脏腑组织的各种生理活动的作用。如果某些脏腑、经络发生病变，使气的流通发生障碍，则出现气滞，表现为胀闷、疼痛。由于气机阻滞部位的不同，又可表现出不同证候。如脾胃气滞可致脘腹胀痛、嗳气、呃逆、大小便失常；肝郁气滞常表现为胸闷胁痛、食欲不振，以及乳房胀痛、月经不调；肺气壅滞出现咳喘等。现代医学中的慢性胃炎、胆道疾病、慢性肝炎等许多消化系统疾病及支气管哮喘、妇女痛经等疾病都可能出现气滞症状。

常用药物

中医认为治疗气滞的原则是理气。因此，常常选用具有疏通气机、调整脏腑功能、消除气滞的药物来治疗气滞。现代研究表明，理气药具有缓解胃肠平滑肌痉挛，增加胃肠运动，促进胃液分泌，促进胆汁分泌，松弛支气管平滑肌，升压，抗休克等作用。对于治疗消化不良、胸胁胀满、黄疸、咳喘等疾病有重要作用。常用的理气药如下。

◆ 枳实、枳壳、木香、乌药、沉香、降香等具有调脾和胃的作用，用于治疗脾胃气滞，气机紊乱而出现的脘腹痞满胀痛、嗳气吞酸、恶心呕吐、大便秘结等病症。

◆ 香附、青皮、橘核、川楝子、天仙藤等能疏肝解郁，用于治疗两胁胀痛、烦躁易怒、疝气腹痛、睾丸坠胀、经闭痛经、乳房胀痛或生结块等病症。

◆ 佛手、香橼、青木香、八月札、玫瑰花等能疏肝和胃，用于治疗肝胃气滞、胸胁胃脘痛、恶心呕吐等病症。

脐疗药方

【处方1】小茴香、花椒、延胡索、乳香、枳实、厚朴各10克。

【使用方法】将上药共研成细末，取1～2克药粉，与水一起调成糊状，敷贴脐部，用纱布和胶布固定好，每日1次。用于治疗寒凝气滞所致的脘腹胀痛。

【处方2】赤芍20克，桃仁10克，红花5克，木香5克，延胡索10克，香附5克，肉桂5克，乌药6克，生姜10克，川芎5克，陈皮5克，莱菔子10克。

【使用方法】将上药共研成细末，取适量药粉，与凡士林一起调成膏状，制成饼，加热后，分别敷贴脐部、中脘等穴，用纱布和胶布固定好，每日1次，每次4～6小时。用于治疗寒凝中焦、气血不通所致的脘腹疼痛。

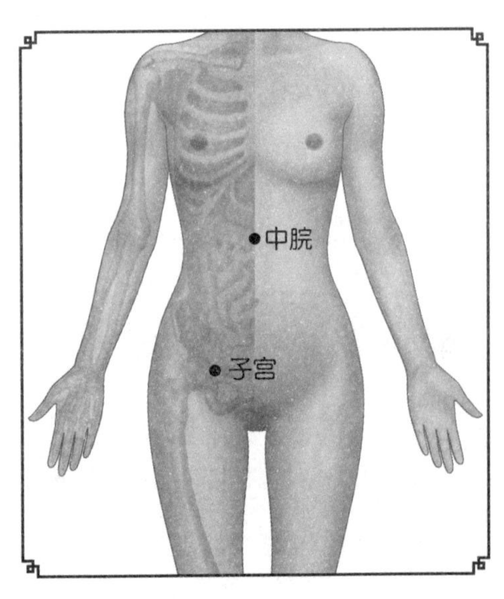

【处方3】乳香、没药、白芍、川牛膝、丹参、山楂、广木香、红花各15克，冰片18克。

【使用方法】将上药共研成细末，取适量药粉，与姜汁一起调成糊状，敷贴脐部、子宫穴，用纱布和胶布固定好，两日换药1次。用于治疗月经不调、少腹疼痛等病症。

【处方4】吴茱萸6克，大蒜30克。

【使用方法】将上药共捣烂，取适量药粉，与温水一起调成糊状，敷贴脐部，用纱布和胶布固定好，每日1次。用于治疗痢疾、泄泻、脓血便，腹痛剧烈等病症。

泻下方

凡能攻积、逐水，引起腹泻或润肠通便的药物，称为泻下药。

为什么要泻下

当外邪侵犯人体，或是脏腑机能失调，引起痰饮、水湿、积气瘀血、食物、燥屎、虫、砂石等有形之物停积体内，导致消化不良、瘀血停滞、实热内结、寒积或水饮停蓄，以致大便不通。如长期大便不通会影响脾胃的运行，造成大肠的传导失常，导致大量粪便堆积，会继发肠胃不适、口臭、色斑等其他症状。宿食停滞，消化不良会使人体营养不良，抗病能力降低。瘀血停滞，气血运行不畅，常常会导致月经不调、痛经等。实热内结，易导致头痛、高热不退、谵语发狂、目赤、口疮、牙龈肿痛，火热炽盛可以引起上部出血等症状。

中医常选用泻下药治疗里实证，还可用于实热证。不论有无便秘，均可用苦寒攻下之品，清除实热，导热下行。

常用药物

泻下药具有泻下通便、消除胃肠积滞、清导实热、攻逐瘀血、排除水饮等功效。根据泻下程度的不同，一般可分攻下药、润下药和峻下逐水药三类。峻下逐水药作用最强，攻下药次之，润下药缓和。攻下药，多属味苦性寒，既能通便，又能泻火，适用于大便燥结、食积、实热壅滞等症，并配伍行气类药，帮助排便。润下药，多为植物的种仁或果仁，富含油脂，具有润滑作用，使大便易于排出，适用于年老久病虚弱、妊娠、产后血虚、亡血等所致肠燥便秘，可与养阴药配伍，滋补肠燥，加强润下作用，起到“增液行舟”的作用。峻下逐水药能引起强烈腹泻，而使大量水分从大、小便排出，适用于水肿、胸腹积水等病症。近代研究发现，泻下药主要具有泻下、利尿、抗感染作用。常用的泻下药如下。

◆ 大黄、芒硝、番泻叶等能泻下、清热，用于治疗热积便秘、腹满胀痛、痈肿、目赤、口疮、丹毒等病症。

◆ 火麻仁、郁李仁、蜂蜜等能润肠通便，适用于年老体虚便秘者和产妇便秘。

◆ 甘遂、芫花、巴豆、牵牛子、大戟等具有泻水逐饮功效，用于治疗水肿胀满、气逆喘咳、二便不利等。

脐疗药方

【处方1】巴豆12克，轻粉6克，硫黄粉3克。

【使用方法】先将巴豆和轻粉共研成细末，再与硫黄粉一起拌匀，做成饼状，装入布袋备用。先在脐部盖上脱脂棉，然后敷上药袋，用纱布和胶布固定好。用于治疗肝硬化腹水伴有精神疲倦，四肢冰凉。

【处方2】大黄、皂角各15克，芒硝适量。

【使用方法】将前2味药与水一起煎汤，取适量药汤，抹在脐部，再把芒硝研末，取适量放在清阳膏中央，把药膏贴在脐部，每日1次。用于治疗热结便秘、腹痛发热。孕妇禁用。

【处方3】麝香少量，甘遂、雄黄各3克，田螺1个。

【使用方法】先将麝香填入肚脐，再将甘遂、雄黄、田螺捣烂，敷贴脐部，用纱布和胶布固定好，每日1次。用于治疗水肿、小便不利。孕妇禁用。

【处方4】甘遂（醋炒）30克，芫花20克，大戟30克，大枣10枚，商陆

20克。

【使用方法】将上药共研成细末，取3克药粉，与温水一起调成糊状，敷贴脐部，用纱布和胶布固定好，每日1次，6次为1个疗程。用于治疗各种腹水，体质壮者适用，体质弱者慎用。

活血化瘀方

活血化瘀指用具有消散作用，或能攻逐体内瘀血的药物治疗瘀血病症的方法。

为什么要活血化瘀

中医认为，一个人健康的标准是气血充足，气血畅通。一般而言，凡离开经脉之血不能及时消散而瘀滞于某一处，或血流不畅，运行受阻，郁积于经脉或器官之内呈凝滞状态，都称为血瘀。血瘀后会出现胸胁胀痛、走窜，急躁易怒，胁下痞块，刺痛拒按，妇女闭经、痛经等症状。

血瘀证是一个与血液循环有关的病理过程，血液一般有“浓、黏、凝、聚”的表现。因此，易致血栓形成、血管栓塞，有些血瘀患者还表现心功能异常。

常用药物

中医用疏通血脉、祛除血瘀的药物，来活血化瘀，治疗血瘀证。另外，“血为气之母，气为血之帅”，血瘀一般多由气的运行不畅，引起血液的运行瘀滞，是先有气滞，由气滞而导致血瘀，所以，在治疗时，应该配伍行气药，增强治疗效果。

现代研究表明，活血化瘀药还具有扩张外周血管、增加血流量、抗血栓形成、加强子宫收缩等作用。常用的活血化瘀药如下。

◆ 川芎、延胡索、郁金、姜黄、乳香、没药、五灵脂等具有活血止痛的作用，主要治疗血瘀气滞痛证。

◆ 丹参、红花、桃仁、益母草、牛膝、鸡血藤等能活血调经，主要治疗月经不调、痛经、闭经等病症。

◆ 土鳖虫、马钱子、苏木、骨碎补、血竭等能活血疗伤，主要治疗骨折损伤、瘀肿疼痛等病症。

◆ 莪术、三棱、水蛭、穿山甲等具有活血逐瘀、消积止痛作用，用于治疗食积气滞、脘腹胀痛等病症。

脐疗药方

【处方1】桃仁、红花、当归、香附、肉桂、白芍、吴茱萸、小茴香、郁金、枳实、乌药、五灵脂、蚕沙、蒲黄、熟地黄等各等份。

【使用方法】将上药研成细末，取适量药粉，与白酒一起调成膏状，敷贴脐部，用纱布和胶布固定好，2日换药1次。用于治疗血脉空虚、阴寒内盛所致的月经量少。

【处方2】乳香、没药、白芍、川牛膝、丹参、山楂、广木香、红花各15克，冰片18克。

【使用方法】将上药共研成细末，取适量药粉，与白酒一起调成膏状，敷贴脐部、子宫穴，用纱布和胶布固定好，2日换药1次，用于治疗月经不调、经前腹痛。

化痰方

化痰指祛除痰浊的一种治法。适用于痰阻而导致的多种疾病。

痰是什么

痰是因脏腑功能失调使体内津液停聚而产生，可阻碍气血运行，成为某些以痰多、苔腻、脉滑等为主症的疾病的致病因素。狭义上，痰指咳吐出来有形可见的痰液，多由外邪侵袭机体、肺气壅滞、津液凝聚而成，或是由于脾不健运，水湿凝聚而成，如慢性支气管炎、咽喉部炎症或慢性肺部疾病所引起的咳嗽等；广义上，痰指瘰疬、痰核和停滞在脏腑经络等组织中的痰液，这种痰称为“无形之痰”。痰可随气流行，无处不到，所到部位不同，可表现出不同的病症特点。痰阻肺，则出现胸闷、咳嗽、气喘、痰多；痰阻心胸，常见胸闷、心悸、痴呆，或突然昏仆，不省人事、手足抽搐；痰阻胃，则胃脘痞满，恶心、呕吐、痰涎；痰阻胆腑，则口苦呕恶，胸闷胁胀，头晕耳鸣；痰阻经络筋骨，可出现瘰疬痰核、肢体麻木、半身不遂等。

常用药物

中医运用祛痰或消痰为主的药物来治疗痰饮郁阻。一般咳嗽时，常常夹痰，痰多也容易导致咳嗽。咳嗽、咯痰和喘息往往同时存在，并互为因果，所以，在治疗时化痰药和止咳平喘药常相互配伍。化痰药主要用于治疗痰多咳嗽、咯痰不爽及与痰有关的疾病。止咳平喘药主要用于治疗症见咳嗽、气喘的多种疾病。常用化痰药如下。

◆ 半夏、天南星、白附子、白芥子、皂荚、白前、桔梗、旋覆花等药性温燥，能温化寒痰，主要用于治疗寒痰犯肺所致的喘咳痰多、关节酸痛、痰核流注、瘰疬、中风、癫痫、惊狂等。

◆ 前胡、瓜蒌、浙贝母、天竺黄、竹茹、竹沥等药性寒凉，主要用于治疗痰多咳喘、痰稠色黄、干咳少痰、咯痰不爽等。

◆ 杏仁、紫苏子、马兜铃、枇杷叶、桑白皮、葶苈子等能止咳平喘，主要用于治疗咳喘。

脐疗药方

【处方1】麻黄7克，杏仁9克，甘草6克，百部10克。

【使用方法】将上药共研成细末，取适量药粉，与温水一起调成糊状，敷贴脐部，用纱布和胶布固定好，每日1次，连用5～7日。用于治疗外感风寒所致的咳嗽气喘。

【处方2】白芥子3克，半夏3克，公丁香0.5克，麻黄5克，细辛2克，麝香少量。

【使用方法】将上药共研成细末，取适量药粉，填满肚脐，用生姜片盖在上面，然后放枣核大小艾炷点燃灸之，每日1次，每次灸3～5壮。用于治疗肺寒咳嗽、胸闷气急。孕妇禁用。

【处方3】麻黄10克，杏仁9克，生石膏15克，甘草6克。

【使用方法】将上药共研成细末，取3克药粉，与温水一起调成糊状，敷贴脐部，用纱布和胶布固定好，每日1次。用于治疗咳嗽气喘、痰黄黏稠、发热口干。

【处方4】蜂房6克，杏仁9克，钩藤9克，罂粟壳6克，百部20克。

【使用方法】将上药共研成细末，取适量药粉，与温水一起调成糊状，敷贴脐部，用纱布和胶布固定好，每日1次。用于治疗咳嗽。

温里方

温里法亦称祛寒法，就是运用温热药来治疗里寒证的一种治法。

为什么要祛寒

阴阳平衡是生命活动的根本，且两者同样重要，是相互依存的，阴是阳的基础，无阳则阴就没有办法气化，没有阴，阳就没有动力。所以，阴阳平衡，人体就能够健康，如果阴阳失衡，人体就会患病。当脏腑阳气不足，阴寒内生，或寒邪侵袭脏腑时，人体就会出现四肢冰凉，面色苍白，小便清长，大便溏，舌淡、苔白润，脉沉迟等症状。

常用药物

温里法的治疗原则是“寒者热之”“疗寒以热药”，所以选用温里药。本类药物味辛，性温热，辛能散、行，温能通，善走脏腑而能温里祛寒，温经止痛，故可用于治疗里寒证，尤以里寒实证为主。现代研究证明，温里药一般具有增加胃液分泌、增强消化机能、排除消化道积气、减轻恶心呕吐等作用，部分药物还有强心、镇静、镇痛等作用。温里药可以用于治疗慢性胃炎、肠痉挛疼痛、慢性肠炎、痢疾、慢性气管炎等。常用的温里药如下。

◆ 高良姜、肉豆蔻、花椒、胡椒、丁香等能温中散寒，用于治疗脘腹冷痛、呕吐泻痢等病症。

◆ 附子、川乌头、草乌头、肉桂等具有温肾回阳的作用，用于治疗四肢厥冷、冷汗不止的亡阳厥脱证，以及阳痿、阴寒水肿、五更泄泻等病症。

◆ 吴茱萸、小茴香等能暖肝散寒，用于治疗厥阴头痛、寒疝腹痛等。

◆ 干姜、细辛等具有温肺化饮作用，用于治疗喘咳、痰稀等。

脐疗药方

【处方1】生姜10克，半夏10克。

【使用方法】将上药一起捣烂，做成直径3厘米、厚3毫米的饼状，敷贴脐部，用纱布和胶布固定好，每日1次。用于治疗寒性呕吐。

【处方2】黄芪、党参、丹参各15克，当归、白术、白芍、枳壳、干姜各10克，升麻、柴胡各6克。

【使用方法】将上药共研成细末，取10克药粉，填满脐部，用纱布和胶布固定好。其上放一直径2厘米的圆形金属盖，再放枣核大小艾炷灸之，连灸3壮，隔3日换药1次。用于治疗中焦虚寒所致的面色无华、食欲不振、疲惫无力、腹胀下坠、胃下垂等病症。

【处方3】吴茱萸、干姜、丁香各50克，小茴香75克，肉桂、生硫黄各30克，栀子20克，胡椒5克，荜茇25克。

【使用方法】将上药共研成细末，取25克药粉，与等量的面粉用温水一起调成糊状，敷贴脐部，用纱布和胶布固定好，并用暖水袋热敷，每日1次。用于治疗腹痛日久、喜温恶寒、恶心呕吐等。

【处方4】人参、附子、肉桂、炮姜各8克。

【使用方法】将上药共研成细末，取适量药粉，填入肚脐，用纱布和胶布固定好，每日1次。用于治疗暴泻、汗出肢冷。

补肾方

补肾是指通过饮食、药物等手段达到培补肾元的目的。

为什么要补肾

肾是先天之本，为一身之阳气所系。它就像人体内的一团火，温煦、照耀着全身。所以，人体若没有肾气，体内就失去了新陈代谢的活力。人的衰老与寿命长短，在很大程度上取决于肾的强弱。肾的精气阴阳不平衡，便会出现肾虚，而肾虚最常见的是肾阳虚和肾阴虚。肾阴虚的主要症状除腰膝酸软、两腿无力、心烦易怒、眩晕耳鸣、形体消瘦、失眠多梦、颧红潮热、盗汗、咽干等以外，男性会出现阳痿或阳强不倒、性欲亢进、遗精早泄等，女性则会出现月经量少、闭经、崩漏、不孕等。肾阳虚的主要症状除神疲乏力、精神不振、活力低下、易疲劳、畏寒怕冷、四肢发凉、腰膝酸软、腰背冷痛、听力下降或耳鸣、记忆力减退、性功能减退之外，男性会出现阳痿、早泄、尿少或夜尿频多、须发易脱落与早白等，女性则会出现宫冷不孕、白带清稀、月经失调或行而不畅、形体虚胖或羸瘦等，更易导致更年期提前，易生黄褐斑、粉刺、痤疮等皮肤问题。现代医学证明，当人发生肾虚时，无论肾阴虚还是肾阳虚，都会导致人的免疫能力降低。肾虚发生时，肾脏的免疫能力降低，而肾脏的微循环系统亦会发生阻塞，肾络呈现不通。所以，对于肾虚的治疗应防治结合。

常用药物

中医用补肾药治疗肾虚，本类药物性味多甘温、咸温或辛热，能温补人体之阳气。主要用于治疗肾阳不足引起的畏寒肢冷、腰膝酸软、阳痿早泄、宫寒不孕、尿频遗尿等病症。此外，让肾火不灭的就是被称为“后天之本”的脾。所以，人不仅要补肾，还要补脾胃。补脾胃多用性味甘温或甘平，能补益脏腑之气的补气药。常用的补肾药如下。

◆ 鹿茸、淫羊藿、附子、肉苁蓉、杜仲、补骨脂等具有壮肾阳、补精髓、强筋骨的作用，用于治疗肾虚所致头晕、阳痿、滑精、宫寒不孕、畏寒、崩漏带下等病症。

◆ 冬虫夏草、何首乌、山茱萸、山药、女贞子、人参、黄精等能益肾壮阳、补肺平喘，用于治疗久咳虚喘、阳痿遗精、腰膝酸痛等病症。

◆ 熟地黄、枸杞子、知母、阿胶、鳖甲等具有滋阴补肾、清解虚热作用，常用于治疗虚劳精血不足、腰膝酸软等病症。

◆ 乌梅、白果、五味子、桑螵蛸、肉豆蔻等能摄纳收敛，主要用于治疗肾气不固之尿频、遗尿等病症。

脐疗药方

【处方1】木鳖子5个，桂枝、狗骨各9克，干姜、花椒各3克。

【使用方法】将上药共研成细末，取适量药粉，与蜂蜜一起调成糊状，敷贴脐部，用纱布和胶布固定好，3日1次，7次为1个疗程。用于治疗阳痿，腰膝酸软。

【处方2】肉苁蓉、五味子、茯苓、山药、龙骨、沉香各60克，熟地黄60克，麝香少量。

【使用方法】将上药共研成细末，取适量药粉，用温水调成膏状，做成药丸，纳入脐内，用纱布和胶布固定好，每日1次。用于治疗精血不足、阳气衰竭、遗精、脐腹疼痛。

【处方3】桂附八味丸15克，车前子15克，牛膝10克。

【使用方法】将上药共研成细末，放入锅中炒热，装入布袋中，热敷脐部，每日1次。用于治疗肾炎水肿或肾阳虚水肿等病症。

【处方4】炮姜30克，附子15克。

【使用方法】将上药共研成细末，取适量药粉，纳入脐内，用纱布和胶布固定好，每日1次。用于治疗腹泻、畏寒、肢冷等病症。

敛肺涩肠方

敛肺指补益收敛肺气以达到止咳目的，涩肠指收涩固涩以达到止泻目的。

为什么要敛肺涩肠

肺是人体内外气体交换的场所，人体通过肺，从自然界吸入清气，呼出体内的浊气，使体内外的气体不断交换，从而保证了人体新陈代谢的正常进行。当外邪侵袭肺，肺气失于宣肃，气息不能收敛，浊气上逆，引起咳嗽。现代医学中的急性支气管炎、肺炎、呼吸道感染、肺结核、气管异物等疾病常伴有咳嗽。脾主运化，主升清，主统血，并与四肢、肌肉密切相关，有“人体血库”之称。如果脾阳气虚，引起运化失常，就会导致泄泻，长期泄泻会引起脱水和电解质紊乱而诱发其他疾病。泄泻多见于现代医学的急慢性肠炎、胃肠功能紊乱、过敏性肠炎、溃疡性结肠炎等。

常用药物

《本草纲目》记载“脱则散而不收，故用酸涩之药，以敛其耗散”，故中医选用以收敛固涩为主要功用的药物治疗咳嗽、泄泻等。这类药物味酸涩，具有敛汗、止泻、固精、缩尿、止咳等作用。用于治疗肺虚喘咳，久治不愈，或肺肾两虚的虚喘证；大肠虚寒或脾肾虚寒所致的久泻、久痢。收敛固涩属于治标应急的方法，常与补益药配伍，标本同治。现代研究发现，本类药物大多含有鞣酸，具有收敛作用，使血液凝固，从而达到止血目的，对轻微的肠道炎症，又可以止泻，此外还有防腐作用，常用于消炎。常用的敛肺涩肠药如下。

◆ 五倍子具有敛肺涩肠、益气生津、宁心安神作用，用于治疗肺虚久咳、自汗、盗汗、遗精等病症。

◆ 石榴皮有抗菌、抗流感病毒的作用，又有收敛涩肠作用，适用于治疗久泻久痢、便血脱肛等病症。

◆ 赤石脂具有涩肠、止血、生肌的功效，内用于治疗久泻久痢、大便出血、崩漏带下；外用于治疗疮疡久溃不敛。

◆ 乌梅有敛肺、涩肠、生津、安蛔的作用，适用于治疗蛔厥呕吐、腹痛及胆道蛔虫症。

脐疗药方

【处方1】罂粟壳少量，五味子适量。

【使用方法】将上药共研成细末，取适量药粉，填入肚脐，用纱布和胶布固定好，每日1次。用于治疗咳嗽日久。

【处方2】党参10克，炒白术10克，炙甘草6克，干姜3克，炒糯米30克，乌梅30克，陈壁土适量。

【使用方法】将上药共研成细末，用温水调成糊状，取适量药糊，敷贴脐部，用纱布和胶布固定好，每日1次。用于治疗误用芒硝、大黄后下利不止，久泻之脾胃虚寒。

【处方3】五倍子、海螵蛸、煅龙骨各等量。

【使用方法】将上药研成细末，取适量药粉，用温水调和，制成枣核大的丸剂，塞入肚脐，用纱布和胶布固定好，每夜1次。用于治疗遗精。

【处方4】五倍子15克，龙骨15克，朱砂3克。

【使用方法】将上药共研成细末，取3克药粉，与温水一起调成糊状，敷贴脐部，用纱布和胶布固定好，每日1次，连用3～5日，用于治疗梦中遗精、睡眠不安、心悸等病症。

安神、息风止痉、开窍方

安神指安定神志、治疗心神不宁；息风止痉指平息肝风，制止痉挛抽搐；开窍指开通人体孔窍，又称“开闭”，治疗邪阻心窍、神志昏迷的方法。

为什么要安神、息风止痉、开窍

“得神者生，失神者死”，神是生命活动的总称，广义的神就是生命，狭义的神就是精神。中医学认为人的思维活动与脏腑有关，主要是与心的生理功能有关，故有心“藏神”“主神明”的说法。当心神不宁，会出现心悸、失眠多梦、惊风、癫痫、热毒疮肿、自汗盗汗、肠燥便秘、痰多咳喘等病症。当邪气壅盛，蒙蔽心窍，会引起窍闭神昏，表现为神志昏迷、牙关紧闭、握拳等。另外，肝主疏泄、主藏血，当肝肾阴虚，肝阳上亢、肝风内动，出现眩晕耳鸣，头目胀痛，面红目赤，急躁易怒，腰膝酸软，口苦咽干等症状。

常用药物

中医选用安神药安神定志，又常与补血养心药同用，以增强疗效。现代研究证明，不少安神药具有抑制中枢神经系统的作用；选用以苏醒神志为主要功效的药物治疗窍闭证。窍闭证包括热闭和寒闭。热闭常有高热、谵语、脉数、抽搐等症状，在某些严重的疾病如流行性脑脊髓膜炎、流行性乙型脑炎的高热昏迷，以及癫痫大发作、肝昏迷、中暑等中常见，所以应与清热解毒药配伍使用。寒闭伴有面青、脉迟、舌苔白等症状，多见于中风、中毒等所致的昏迷，多与辛温行气药一起使用。选用平肝息风药治疗肝阳上亢或肝风内动引起的头晕头痛、睡眠不宁、易怒等。常用的安神、息风止痉、开窍药如下。

◆ 朱砂、琥珀、磁石等具有重镇安神作用，多用于心悸失眠、惊痫发狂、烦躁易怒等阳气躁动、心神不安的实证。

◆ 酸枣仁、柏子仁、远志、合欢皮、首乌藤等植物药，具有养心安神功效，用于治疗心肝血虚、心神失养所致的心悸怔忡及失眠多梦等神志不宁的虚证。

◆ 石决明、珍珠母、生牡蛎、紫贝齿、代赭石、刺蒺藜等具有平肝潜阳或平抑肝阳的功效，用于治疗肝阳上亢之头晕目眩、头痛、耳鸣等，以及治疗肝火上攻之面红目赤、头痛头昏、烦躁易怒等病症。

◆ 牛黄、钩藤、地龙、天麻、僵蚕等具有息肝风、止痉挛抽搐的功效，用于治疗眩晕欲仆、项强肢颤、痉挛抽搐等病症。

◆ 麝香、冰片、苏合香、樟脑、石菖蒲等开窍药，具有通闭开窍、苏醒神志功效，用于治疗热病神昏，以及惊风、癫痫、中风等病症。

脐疗药方

【处方1】胆南星8克，明雄黄3克，醋芫花50克，黄芪30克，羚羊角粉3克，钩藤20克。

【使用方法】将上药共研成细末，取适量药粉，填入脐部，用纱布和胶布固定好，2～5日换药1次。用于治疗口眼㖞斜、面肌痉挛、体虚多汗等病症。

【处方2】天麻、防风、白芷、荆芥穗、羌活、辛夷、细辛、全蝎、僵蚕、白附子各等量。

【使用方法】将上药共研成细末，取适量药粉，填入肚脐，用纱布和胶布固定好，每日1次。用于面肌痉挛。

【处方3】黄连6克，朱砂5克，五味子5克。

【使用方法】将上药共研成细末，取0.3克药粉，填入肚脐，用纱布和胶布固定好，每日1次。用于治疗心火偏旺、失眠不安、烦躁不宁等病症。

常用脐疗古方

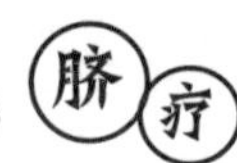

感冒脐疗古方

1. 感冒散

【处方】淡豆豉30克，连翘15克，薄荷9克。

【使用方法】将上药共研成细末，取20克药粉，和适量葱白捣成膏状，敷贴风池穴、大椎穴上；再取15克药粉，与冷水一起调成糊状，敷贴脐部，用纱布和胶布固定好，3～8小时去药，每日1次。

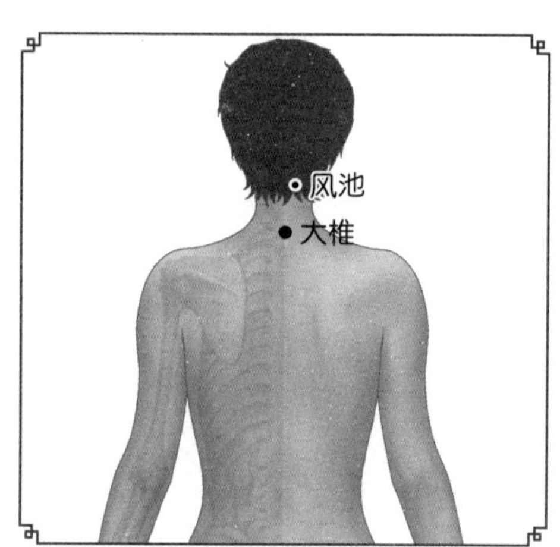

【功用】辛凉解表，清热解毒。用于治疗外感风热或温病初起，见发热畏风、咽喉不利等病症。

2. 白芥子糊

【处方】白芥子适量。

【使用方法】将白芥子研成细末，取1～2克药粉，与水一起调成糊状，敷贴脐部，用纱布和胶布固定好，在其上用热水袋热敷，直至出汗即可。每日1次。

【功用】发汗解表。用于治疗外感风寒，见恶寒明显、身无汗出等病症。

3. 葱姜麻黄糊

【处方】生姜10克，葱白30克，麻黄6克。

【使用方法】将上药共捣成泥状，敷贴脐部，用纱布和胶布固定好，在其上用热水袋热敷，盖上被子直至出汗。每日1次。

【功用】发汗解表。用于治疗风寒感冒，见恶寒发热、头痛无汗等病症。

4．红花油

【处方】红花油数滴。

【使用方法】取数滴红花油滴在纱布上，敷贴脐部，用纱布和胶布固定好，每日1次。

【功用】活血化瘀。用于治疗头痛、头胀等病症。

5．万金油

【处方】万金油。

【使用方法】将适量万金油涂在纱布上，敷贴脐部，用纱布和胶布固定好，每日1次。

【功用】疏散风热。用于治疗伤风、头痛等病症。

6．藿香正气散

【处方】藿香3克，白芷3克，紫苏叶3克，陈皮1.5克，白术1.5克，厚朴5克，半夏曲1.5克，大腹皮1.5克，茯苓1.5克，生姜3片，大枣（去核）3枚，甘草1克，桔梗1克。

【使用方法】将上药共研成细末，取适量药粉，与水一起调成糊状，敷贴脐部，用纱布和胶布固定好，每日1次。

【功用】解表散寒、行气化湿。用于治疗夏天胃肠型感冒，或急性胃肠炎兼恶寒发热等病症。

7．桑银饼

【处方】桑菊感冒片、银翘散、蜂蜜各适量。

【使用方法】将桑菊感冒片、银翘散共研成细末，与蜂蜜一起调成稠糊，制成饼状，敷贴脐部，用纱布和胶布固定好，每日1次。

【功用】疏风解表、祛痰利咽。用于治疗风热感冒。

8. 风寒散

【处方】苍术、羌活各30克，白矾10克，葱白三握。

【使用方法】将前3味药研成细末，葱白榨汁，取适量药粉，炒热，用葱白汁调成糊状，趁热敷贴脐部，用纱布和胶布固定好，每日1次。

【功用】祛风散寒、解表止痛。用于治疗风寒感冒，见恶寒头痛、肢体酸痛、无汗等病症。

咳喘脐疗古方

1. 决明莱菔散

【处方】草决明90克，莱菔子30克。

【使用方法】将上药共研成细末，取适量药粉，填入脐部，用纱布和胶布固定好，每日1次。

【功用】清热化痰、止咳平喘。用于治疗痰多黏稠、咳嗽胸闷等病症。

2. 芥夏麻辛散

【处方】白芥子3克，半夏3克，公丁香0.5克，麻黄5克，细辛2克，麝香少量。

【使用方法】将上药共研成细末，取适量药粉，填满肚脐，用生姜片（直径3厘米，厚约0.3厘米，并用针刺数孔）盖住脐部，然后点燃艾炷灸之，每日1次，每次灸3～5壮。孕妇禁用。

【功用】温肺化痰，止咳平喘。用于治疗肺寒咳嗽，见痰白黏稠、胸闷气急、舌苔白腻、脉沉等病症。

3. 麻杏甘葱散

【处方】麻黄3克，杏仁3克，甘草1克，葱白头3个。

【使用方法】将前3味药研成细末，与葱白头一起捣成泥状，敷贴脐部，用不透水的油纸盖住，用纱布和胶布固定好，每日2次。

【功用】解表祛寒、止咳平喘。用于治疗外感风寒，见头痛神昏、咳嗽痰白、气喘胸闷等病症。

4．纳气散

【处方】补骨脂、小茴香各10克。

【使用方法】将上药共研成细末，取适量药粉，纳入脐内，用纱布和胶布固定好，每日1次。

【功用】温肾纳气。用于治疗肾虚气喘。

5．黑锡丹

【处方】黑锡丹少量，麝香虎骨膏。

【使用方法】将黑锡丹研成细末，掺到麝香虎骨膏上，敷贴脐部，每日1次。孕妇禁用。

【功用】补肾纳气，平喘止咳。用于治疗咳喘。

6．热参散

【处方】热参浸膏片0.1克，白术0.5克，硫黄0.5克，甘草0.1克。

【使用方法】将上药共研成细末，敷贴脐部，用纱布和胶布固定好，1周1次，1个月为1个疗程。青光眼患者禁用，孕妇慎用。

【功用】祛痰、止咳、平喘。用于治疗哮喘，见胸闷、痰多色白、难以平卧等病症。

呕恶脐疗古方

1．吴良散

【处方】吴茱萸12克，高良姜15克。

【使用方法】将上药共研成细末，取适量药粉，装入棉布袋中，口扎紧，敷贴脐部，用纱布和胶布固定好，并用热水袋热敷，每日1次。

【功用】温中散寒，行气止痛。用于治疗胃寒疼痛，见得温则减、遇冷更甚、恶心呕吐等病症。

2. 一粒珠

【处方】雄黄30克，五味子30克，白矾15克，葱头5个，肉桂3克，麝香0.1克。

【使用方法】将上药一起捣成泥状，敷贴脐部，用纱布和胶布固定好，并用热水袋热敷，每日1次。孕妇禁用。

【功用】涩肠止泻、通阳开窍。用于治疗寒湿郁阻中焦所致的吐泻不止、面色苍白、手足厥冷、舌淡、脉沉等病症。

3. 藿香止呕饼

【处方】藿香15克，生姜10克，大腹皮5克，枳实50克，薄荷10克，半夏10克，葱白15克，艾叶20克。

【使用方法】将上药共研成细末，与植物油一起调成稠糊，制成饼状，敷贴中脘穴和肚脐，用橡皮膏固定好，每日1次，每次4～6小时。

【功用】温散寒湿，和胃止呕。用于治疗寒湿中阻、浊气上逆所致的恶心呕吐、胸脘满闷、舌苔白腻。

4. 桑葱茶皂糖

【处方】桑白皮30克，四季葱30克，茶叶1撮，皂角灰1撮，黄糖水适量。

【使用方法】将前4味药共捣烂并炒热，与黄糖水一起调成糊状，敷贴脐部，用纱布和胶布固定好，每日1次。

【功用】降逆止呕，通利二便，清利头目。用于治疗呕吐。

脘腹痛胀脐疗古方

1. 腹痛灵

【处方】食盐5~10克。

【使用方法】将食盐研成细末并炒热，填入肚脐，并高出脐部约0.3厘米厚，然后在其上放艾炷，并点燃灸之，直到脐部有明显的烧灼感，将艾炷移除，每日1次，每次5~9壮。

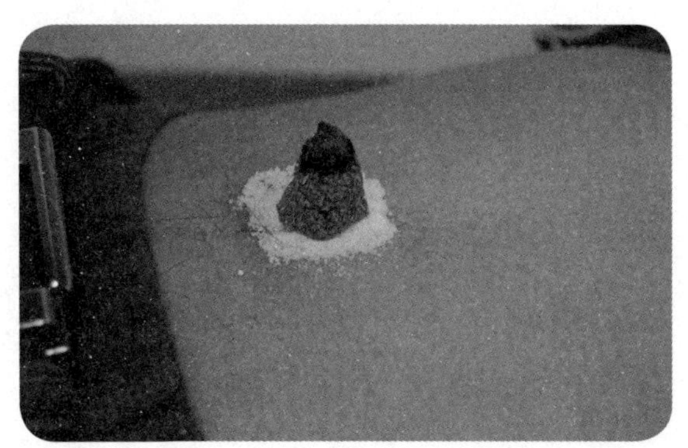

【功用】祛风止痛。用于治疗吃生冷食物或寒邪所致的脘腹疼痛。

2. 川椒乌梅散

【处方】川椒、乌梅各30克。

【使用方法】将上药共研成细末，炒热装入布袋，趁热敷贴脐部，胶布固定好，待冷后再炒熨之，每日2~3次。

【功用】驱虫止痛。用于治疗虫积腹痛。

3. 连香姜糊

【处方】黄连、香附、高良姜各等量。

【使用方法】将上药共捣汁，取适量药汁，填入脐部，用纱布和胶布固定好，每日1次。

【功用】温中散寒，行气止痛。用于治疗腹痛胀满、大便泄泻、舌苔白、脉沉细等病症。

4．醋艾敷法

【处方】艾叶1把，食醋适量。

【使用方法】将艾叶捣烂，与适量食醋一起炒热，趁热敷贴脐部，用纱布和胶布固定好，每日1次。

【功用】温通经脉，驱寒除湿。用于治疗脾胃虚寒，见脘腹冷痛、喜温喜按、舌苔白、脉沉等病症。

急性胃肠炎脐疗古方

1．附子理中汤

【处方】附子10克，干姜6克，人参3克，白术10克，炙甘草3克。

【使用方法】将上药共研成细末，与水一起煎煮30分钟后，滤出药渣待用。将药汤抹在脐部，取适量药渣填入脐内，用纱布和胶布固定好，每日1次。

【功用】温中散寒、补中益气。用于治疗中气不足、暴受风寒、霍乱吐痢，或脾胃虚寒等病症。

2．白芷小麦糊

【处方】白芷60克，小麦粉15克，食醋适量。

【使用方法】将白芷研成细末，与小麦粉、食醋一起调成糊状，敷贴脐部，用纱布和胶布固定好，每日1次。

【功用】祛寒止痛、和中止泻。用于治疗脘腹冷痛、呕吐泻痢等病症。

中风脐疗古方

1. 大活络丹敷脐法

【处方】大活络丹1粒，白酒适量。

【使用方法】用白酒将大活络丹调软，取适量填入脐内，用纱布和胶布固定好，每日1次。

【功用】祛风湿、通筋络。用于治疗中风半身不遂。

2. 中风散

【处方】天南星12克，雄黄6克，黄芪12克，胡椒3克。

【使用方法】将上药共研成细末，取适量药粉，与水一起调成糊状，敷贴脐部，用纱布和胶布固定好，每日1次。

【功用】祛风痰，通经络，止惊痫。用于治疗中风所致半身不遂、口眼㖞斜、牙关紧闭、神志不清等病症。

经带病脐疗古方

1. 盐艾熨

【处方】盐100克，艾绒30克。

【使用方法】将上药一起炒热，装入布袋中，口扎紧，敷熨脐部，用胶布固定好，每次熨30分钟。

【功用】暖宫止带。用于治疗带下清稀如水、少腹冷痛等病症。

2. 鸡冠散

【处方】醋炙鸡冠花、酒炒红花、荷叶灰、白术、茯苓、陈壁土、车前子各3克。

【使用方法】将上药共研成细末，取适量药粉，与黄酒一起调成糊状，敷贴脐部，用纱布和胶布固定好，每日1次。

【功用】清热利湿、活血通络。用于治疗脾胃虚弱而见湿热下注、白带多等病症。

3．三七酒

【处方】三七、黄酒各适量。

【使用方法】将三七研成细末，用黄酒调成糊状，取适量敷贴脐部，用纱布和胶布固定好，每日1次。

【功用】活血祛瘀、止血止痛。用于治疗瘀血阻滞所致痛经、崩漏等病症。

4．调经外敷法

【处方】益母草60克，夏枯草30克。

【使用方法】将上药共捣烂并炒热，趁热敷贴关元穴和脐部，用纱布和胶布分别固定好，每日1次。

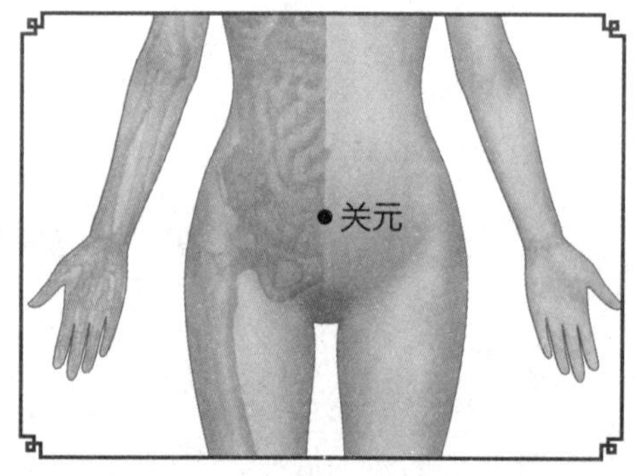

【功用】活血化瘀、清肝解郁。用于治疗肝郁血热、瘀阻冲任所致的月经不调、痛经、闭经等病症。

5．乌砂二香散

【处方】乌药10克，砂仁5克，木香10克，香附10克，甘草5克。

【使用方法】将上药共研成细末，取适量药粉，用黄酒调成糊状，敷贴脐部，用纱布和胶布固定好，每日1次。

【功用】活血调经、祛寒止痛。用于治疗妇人经期腹痛、行经不畅、胸胁胀痛等病症。